Eleonore Thun-Hohenstein

KREBSMITTEL UKRAIN

Kriminalgeschichte einer Verhinderung

MOLDEN VERLAG

Eleonore Thun-Hohenstein

KREBSMITTEL UKRAIN

Kriminalgeschichte einer Verhinderung

MOLDEN VERLAG, WIEN

Die deutsche Bibliothek – CIP-Einheitsaufnahme

Thun-Hohenstein, Eleonore
Krebsmittel Ukrain – Kriminalgeschichte einer Verhinderung/
Eleonore Thun-Hohenstein – Wien: Molden Verlag, 1999
ISBN 3-85485-037-9

Titel der 1. und 2. Auflage: Wer hat Angst vor Ukrain?

3. Auflage, April 2004

© 1999 by Molden Verlag GmbH, Wien
www.molden.at
Umschlagentwurf: Veronika Molden
Lektorat: Franz Schrapfeneder
Herstellung: Alfred Rankel
Satz: Zehetner Ges. m. b. H.
Druck: GGP Media GmbH

ISBN 3-85485-037-9
Alle Rechte vorbehalten, auch die der auszugsweisen
Wiedergabe in Print- oder elektronischen Medien

Inhalt

Ich möchte Leid lindern	7
Einleitung	11
Die erste Begegnung	18
Nowicky verläßt seine Heimat	22
Als ungebetener Gast in Wien	29
Die Familie wird delogiert	37
Kongresse, Erfolge, Schikanen	45
Behinderungen und „Zufälle" häufen sich	51
Wenn die Behörde nicht will	63
Schikanen von allen Seiten	79
Patienten kämpfen vergeblich	96
Die Hatz wird schärfer	112

Anhang	127
Alkaloide aus Pflanzen	129
Wirkung und Toxizität	133
Klinisches Gutachten über das Präparat Ukrain	136
Kongreßberichte (Abstracts)	140
Fallberichte	152
UKRAIN – Gutachten (Ludwig) – Gegenstellungnahme (v. Eick)	161
TAXOL – Fachinformationen CISPLATIN – Informationen im Pharma-Codex 1993/94	171
Medizinische Fachausdrücke	179
Eine endlose Geschichte	181
Zusammenfassung der Krankengeschichte von Stefan Dan	185
Personenregister	189

Weltweit sterben jährlich
7 Millionen Menschen an Krebs.

Ich möchte Leid lindern

Für Eltern kann nichts schrecklicher sein, als die Diagnose Krebs bei ihrem Kind hinzunehmen und dann noch zusehen zu müssen, wie dieses Kind vor seinem Tod den physischen, aber auch psychischen Belastungen einer Chemotherapie ausgesetzt wird. Um dies zu vermeiden, habe ich mir bereits vor Jahren vorgenommen, ein neues ungiftiges Präparat gegen Krebs zu entwickeln. Zirka 400 neue Verbindungen habe ich hergestellt und patentieren lassen – die wirkungsvollste davon habe ich nach meiner Heimat Ukrain genannt.

Eine von vielen Krankengeschichten hat mich besonders erschüttert: Der dreijährige Stefan Dan mit der Diagnose „Generalisierte Lymphangiomatose" wurde 1995 von den Ärzten als austherapiert nach Hause geschickt. Um die Eltern zu „trösten", wurde ihnen gesagt, daß ihr Stefan nie im Leben sprechen und laufen würde können. Nach zwei Jahren Ukrain-Therapie durch einen praktischen Arzt konnte das Kind sehr wohl sprechen und auch laufen. Unter Berufung auf gesetzwidrige Erlässe des Gesundheitsministeriums von 1986 bzw. 1994 wurden die Eltern anläßlich einer Kontrolluntersuchung im Spital unter Androhung von Strafen genötigt, die Therapie mit Ukrain abzubrechen, obwohl man keine andere Therapiemöglichkeit anbieten konnte. Der Tumor begann daraufhin zu wachsen und verursachte eine Kompression des Rückenmarks. Stefan – mittlerweile acht Jahre alt – wurde operiert. Trotz des operativen Eingriffes hat sich der Zustand des kleinen Patienten ständig verschlechtert, so daß er an ein Beatmungsgerät angeschlossen werden mußte. Es trat eine Querschnittlähmung auf. In diesem Zustand wurde das Kind in häusliche Pflege entlassen. Um seine Schmerzen zu lindern, mußte man ihm viermal pro Tag Morphium verabreichen, seine Atmung mußte durch einen Heimrespirator unterstützt werden. Jetzt empfahlen die Ärzte den Eltern, sich doch wieder der Ukrain-Therapie zuzuwenden. Der Zustand des Kindes konnte durch die Ukrain-Therapie zwar verbessert werden, Stefan kann sprechen, wird aber nie mehr gehen können.

Die kurze Zusammenfassung dieser Krankengeschichte am Ende des Buches (Seite 185 ff.) dokumentiert das traurige Schicksal des kleinen Patienten, der wegen der fahrlässigen Unterbindung der Ukrain-Therapie sein Leben lang gelähmt bleiben wird.

Darf man weiterhin tatenlos zusehen, wie krebskranken Kindern und Erwachsenen, die von der Schulmedizin aufgegeben sind, eine erfolgversprechende Therapie vorenthalten wird? Da Ukrain aus zwei bereits zugelassenen Ausgangsstoffen hergestellt wird und nachweislich hundertmal weniger toxisch als diese Ausgangsstoffe, hingegen sehr wirksam ist, habe ich 1976 in Österreich den Antrag gestellt, das Präparat für austherapierte Fälle zuzulassen. Statt meinem Antrag stattzugeben und mit dem Präparat Betroffenen zu helfen, haben die zuständigen Gesundheitsbehörden und Standesvertretungen alles getan, um die Anwendung und Verbreitung des Medikamentes in Österreich als Ursprungsland – und damit auch automatisch im Ausland – zu verhindern.

In diesem Buch wird die Wirksamkeit von Ukrain anhand gut dokumentierter Fälle vorgestellt, ebenso wie die permanenten Versuche, mich in meiner Arbeit zu behindern. Die einzige Förderung, die ich in Österreich je bekommen habe, verdanke ich der Zivilcourage des früheren Chefs der Forschungssektion im Wissenschaftsministerium, Dr. Norbert Rozsenich. Viele Leser früherer Ausgaben von „Wer hat Angst vor Ukrain?" drückten mir ihre Erschütterung über den Inhalt aus. Aber jahrelang das Leid der Betroffenen mit ansehen zu müssen, war noch schlimmer. In Österreich erkranken jährlich 200 Kinder an Krebs. Einigen konnte dank Ukrain geholfen werden. Selbst wenn ich nur einem einzigen Kind hätte helfen können, wie dem kleinen Stefan, wäre das ein Grund, nicht zu kapitulieren. Ich gebe nicht auf!

Wien, im April 2004

Wassil Nowicky

Einleitung

Wer in aller Welt hat Angst vor Ukrain? Und wer muß mit allen Mitteln davor bewahrt werden?

Das sind in der Tat die Kernfragen, denen im folgenden nachgegangen werden soll, wobei auch die Rundumschläge zu beleuchten sind, mit denen aus vielleicht nicht immer gar so rätselhaften Gründen ein Krebsmittel bekämpft wird, das Wirkung verspricht.

Es ist noch dazu das erste und einzige Mittel, das Krebszellen zu zerstören vermag, ohne gesunde Zellen zu schädigen, wie unter anderen das US-National Cancer Institute (NCI), eine weltweit anerkannte Forschungsstelle, nachgewiesen hat. Und auch wie dieses Mittel funktioniert, konnte an der kanadischen St. John's University, Newfoundland, entschlüsselt werden.

Auf internationalen Krebskongressen haben Ärzte und Forscher aus aller Welt darüber und über ihre Erfolge bei der Anwendung von Ukrain berichtet. An diesen mangelt es wahrlich nicht. Hunderte von Krankengeschichten belegen das, selbst noch bei aussichtslos scheinenden Fällen, wo die bisherige Schulmedizin versagte.

Dennoch: Ukrain ist keine Wunderdroge. Es gibt ebenso Fälle, wo es versagt, vor allem wenn die Krankheit zu weit fortgeschritten ist; obwohl auch dann in gar nicht so seltenen Fällen eine signifikante Lebensverlängerung zu erwarten ist, vor allem aber eine entscheidende Verbesserung des Allgemeinbefindens. Darin waren sich bis jetzt alle Patienten einig: Die Lebensqualität erfährt während und nach der Behandlung eine bisher unbekannte Steigerung, im Unterschied zur üblichen Chemotherapie, die ja bekannterweise auch gesunde Zellen zerstört und das Immunsystem schwächt. Krebspatienten und deren Angehörige wissen, wie belastend so eine „Chemo" ist und wie vieler Zusatzmedikamente es bedarf, um diese Belastung so gering wie möglich, das heißt einigermaßen erträglich, zu halten.

Das Krebsmittel Ukrain ist schon deshalb so interessant, weil es völlig ungiftig ist, wie vor Jahrzehnten bereits am Pharmakologischen Institut der Universität Wien nachgewiesen und später von zahlreichen ausländischen Forschern und Ärzten bestätigt worden ist. Es hat darüber hinaus keine schädlichen Nebenwirkungen wie Haarausfall oder extreme Übelkeit und bedarf daher auch keiner die Nebenwirkungen bekämpfenden Mittel.

Ukrain scheint dort besonders wirksam zu sein, wo die Schulmedizin bis heute leider so oft versagt, wie etwa bei metastasierendem Lungenkrebs, Dickdarmkrebs, bei Melanomen oder Krebsarten, die in Leber und Darm Metastasen bilden. Im Laufe dieses Berichtes wird auf zahlreiche Fälle genauer eingegangen werden.

Warum, so fragt sich der Laie, wird Ukrain, wenn es so erfolgversprechend ist, nicht längst in der Krebstherapie allgemein eingesetzt? Das ist nun tatsächlich die Frage.

Der Erfinder, ein aus der Ukraine stammender Österreicher, Wassil Jaroslaw Nowicky, bemüht sich seit über achtundzwanzig Jahren, die behördliche Genehmigung zu erhalten, die ihm das Gesundheitsministerium unerbittlich verwehrt.

Unermüdlich legt Nowicky immer wieder neue angeforderte Unterlagen vor, um immer wieder zu hören, daß sie noch immer nicht genügen. Wie Don Quichotte kämpft er gegen eine Bürokratie, die ihm, wie wir sehen werden, die Zulassung gar nicht geben will.

Nowicky aber gibt nicht auf. Er ist, was man auf dem Land einen „Sturschädel" nennt. Liebenswürdig, hilfsbereit, aber unbeirrbar, dickköpfig und aufbrausend, wenn es um seine Erfindung geht. Die läßt er nicht aus den Händen. Sein ganzes Leben hat er in den Dienst seiner Forschung gestellt, von deren

Wert er – mit inzwischen erwiesenem Recht – felsenfest überzeugt ist.

Sein Pech ist, daß er nur in jenem Land, dessen Staatsbürger er ist, die Zulassung seines Medikaments erwirken kann.[1] Sein noch größeres Pech: daß ihm die zuständige Behörde diese eisern verweigert.

Ohne Zulassung darf ein Medikament nur in Ausnahmefällen, die im Arzneimittelgesetz genau geregelt sind, in den Apotheken abgegeben werden, gleichgültig, ob es wirksam ist, Patienten zu heilen vermag oder nicht. Das Gesetz verlangt vor allem, daß ein Arzneimittel bei bestimmungsgemäßem Gebrauch keine schädliche Wirkung hat, die über ein nach den Erkenntnissen der medizinischen Wissenschaft vertretbares Maß hinausgeht. Das heißt, daß bei der Zulassung von Arzneimitteln schädliche Wirkungen (Risiko) in Kauf genommen werden, wenn die Summe der erwünschten Wirkungen (Nutzen) überwiegt.

Im allgemeinen wird bei der Zulassung von Krebsmedikamenten dieses Nutzen-Risiko-Verhältnis durch die Zulassungsbehörde sehr großzügig behandelt. Seit 1980 sind in Österreich einige hochgiftige Substanzen mit relativ geringer Ansprechrate und geringer Wirkung zugelassen worden, obwohl diese Substanzen in der Anwendung nicht nur für den Krebspatienten ein großes Gefahrenpotential beinhalten, sondern auch für das behandelnde Personal. (Von diesen Mitteln wird noch die Rede sein.) Zudem ist bei vielen Zytostatika schon eine relativ geringe Fehldosierung tödlich.

Von ungeheurer Bedeutung wäre daher ein Krebsmittel, das völlig ungefährlich und nebenwirkungsfrei ist, was sich auch günstig auf die Kosten der Krebsbehandlung auswirken müßte.

---

[1] Einzige Ausnahmen sind Weißrußland und die Ukraine, die, tschernobylgeschädigt, Nowickys Krebsmittel mit Erfolg erprobten und ihm die Zulassung gaben. Georgien, Turkmenistan, Tadschikistan und Aserbaidschan schlossen sich an.

(Das National Cancer Institute schätzte diese Kosten für 1990 bereits auf 104 Milliarden Dollar.)

Angesichts dieser Tatsachen müßten eigentlich jeder Staat und seine Ministerien, Behörden, Krankenkassen und Ärzte froh sein, wenn in ihrem Bereich ein Medikament entwickelt wird, das den Krebs bekämpft, ohne den gesunden Körper zu beeinträchtigen. Aus diesem Grund gibt es in vielen EU-Staaten und auch in den USA für solche Fälle beschleunigte Verfahren, um ein solches Medikament möglichst rasch den Patienten zugänglich zu machen. Denn das Dilemma der herkömmlichen Krebsmedikamente in der Chemotherapie besteht ja darin, daß diese Medikamente im Prinzip aus Zellgiften bestehen, die alle schnell wachsenden Zellsysteme, kranke und gesunde gleichermaßen, töten oder im Wachstum hemmen.

Schlicht unverständlich ist es daher, daß es dem Erfinder seit achtundzwanzig Jahren nicht gelingt, die Zulassung für sein noch dazu mit maßgeblicher Unterstützung des Wissenschaftsministeriums entwickeltes Krebsmittel Ukrain zu erreichen. Dabei dürfte eigentlich hinsichtlich einer positiven Nutzen-Risiko-Relation kein Zweifel bestehen.

Ukrain ist in therapeutischer Dosis ungiftig (man kann es sogar trinken, falls Injektionen nicht möglich sind); es weist keinerlei schädliche Nebenwirkungen auf, und seine therapeutische Wirksamkeit liegt höher als bei den herkömmlichen Zytostatika. In über hundert wissenschaftlichen Arbeiten, klinischen Untersuchungen im Ausland sowie zahllosen Arztberichten ist das bestätigt worden.

Dem Entdecker dieser Substanz wurden weltweit (mit Ausnahme von Österreich) Ehrungen, insgesamt 78 internationale und nationale Auszeichnungen, zuteil. Auf internationalen Krebskongressen wurde und wird über sein Präparat referiert; am Internationalen Kongreß für Chemotherapie im Juli 1997 in Sydney/Australien wurde Ukrain eine komplette Tagungssequenz gewidmet.

„Es ist sicher kein Schwindelpräparat", hat sogar einer der Zulassungsbeamten bereits vor Jahren bestätigt. Dennoch kann von einer Zulassung nicht die Rede sein. Dasselbe Ministerium, dieselben Beamten, die so hochgiftigen Substanzen wie Taxol oder Cisplatin für die Krebstherapie eine positive Nutzen-Risiko-Relation bescheinigt haben, bekämpfen Ukrain mit geradezu religiösem Eifer. Dabei ist der Zulassungssachverhalt denkbar einfach: Das Präparat ist nicht giftig, daher ungefährlich. Die entsprechenden Nachweise liegen dem Gesundheitsministerium längst vor. Die therapeutische Wirkung ist durch Studien in Zellkulturen (in vitro), in Tierversuchen (in vivo) und in klinischen Untersuchungen eindeutig belegt. Abgesehen davon, wäre auch die volkswirtschaftliche Bedeutung eines solchen Präparates zu bedenken. Es stellt einen hervorragenden Exportartikel mit einem riesigen Markt weltweit dar und ist als intelligentes Produkt gerade das, was von unserer Regierung angeblich so gefördert werden will. Da die Rohstoffe für Ukrain aus Pflanzen gewonnen werden, ist der landwirtschaftliche Nutzen auch nicht ohne Bedeutung. Nicht ohne Grund wurden dem Erfinder von potenten ausländischen Käufern immer wieder Millionenbeträge für den Erwerb seines Weltpatents und des dazu nötigen Know-hows geboten.

Warum also wird dieses Präparat von den Beamten der Zulassungsbehörde wie ein Feind verfolgt? Diese Verfolgung gipfelt in der Aussage eines leitenden Beamten der Zulassungsbehörde gegenüber ausländischen Interessenten für Lizenzverträge, daß „Ukrain in Österreich niemals zugelassen werden wird".

Daß ein solcher Standpunkt eines Beamten zu einem nahezu unüberwindlichen Hindernis werden kann, liegt schon im Wesen des Arzneimittelgesetzes. Dort ist immer vom jeweiligen Stand der wissenschaftlichen Erkenntnisse und von praktischen Erfahrungen die Rede, vom Stand der Wissenschaften und ähnlichem. Was nun aber dieser Stand der Wissenschaft

15

ist, wird nirgends definiert und obliegt daher der Willkür des interpretierenden Beamten, der so den Sinn des Arzneimittelgesetzes, nämlich den Patientenschutz, pervertieren kann.

Solcherart kann ein Zulassungsverfahren sicher endlos verschleppt werden, indem immer neue Nachweise verlangt werden, auch wenn solche gar nicht erforderlich sind. Das verschleppt nur das Verfahren und verbraucht die Zeit für das Patent. Gleichzeitig wird das Sammeln von Erfahrungen mit diesem Präparat durch das Ministerium bewußt behindert, indem auf Ärzte, die das Präparat mit Erfolg anwenden, Druck ausgeübt wird, und rechtlich unrichtige und inhaltlich irreführende Erlässe auch dann nicht aufgehoben werden, wenn deren Unrichtigkeit vom Ministerium bereits schriftlich eingestanden und vom Höchstgericht erkannt worden ist. In der Folge ersetzen die Krankenkassen beziehungsweise die Sozialversicherungsträger den Patienten die Behandlungskosten auch dann nicht, wenn die Behandlung offensichtlich erfolgreich war.

Es drängt sich die Frage auf, wem dieses Verhalten der Ministerialbeamten letztlich nützt. Die Patienten müssen nicht geschützt werden, denn das Präparat ist ungefährlich. Der österreichischen Volkswirtschaft kann dieses Verhalten nur schaden: eine Verzögerung der Zulassung verkürzt die nutzbare Patentlaufzeit für das geschützte Herstellungsverfahren und damit auch die Einnahmen für den Finanzminister und die Volkswirtschaft.

Vielleicht kommt man dem Rätsel näher, wenn man die Frage umkehrt: Wem schadet die Zulassung des Arzneimittels?

Die Frage zielt mitten in die wirtschaftlichen Interessen der ausländischen Pharmakonzerne. Vielleicht findet sich hier des Rätsels Lösung, und die Geschichte dieser so unverständlichen Verhinderung stellt sich plötzlich als nicht mehr so geheimnisvoll dar. Hat doch ein amerikanischer Arzt die Meinung vertreten, daß dieses neue Arzneimittel die meisten der gängigen Chemotherapeutika ersetzen könnte.

Die vorliegende Dokumentation hat sich im Laufe meiner Recherchen immer mehr zur Kriminalgeschichte gewandelt. Unglaubliche Vorkommnisse wie Diebstahl, abgehörte Telefone, ja direkte Bedrohung ließen sich schon bald nicht mehr dem Zufall zuschreiben. Die Verhinderung, an der beschämenderweise die Beamten der Zulassungsbehörde im Ministerium für Gesundheit und Konsumentenschutz (im Text einfachheitshalber „Gesundheitsministerium" genannt) regen Anteil haben, vollzog sich im Laufe der Jahre in immer brutaleren Formen, so daß einmal sogar die Staatspolizei auf den Plan treten mußte.

Ich habe mit Befürwortern und Gegnern, Ärzten und Wissenschaftern gesprochen und jahrelang Beweise gesammelt, die nun in dieser Kriminaldokumentation vorliegen. Wobei für den wissenschaftlichen Aspekt die beiden Sonderausgaben der Fachzeitschrift „Drugs under experimental and clinical Research" 1992 und 1996 sowie die gleichfalls vom Wissenschaftsministerium geförderte „Dokumentation der Forschungsarbeiten über Ukrain" unter dem Projektleiter Dr. Peter Locatin, 1998, äußerst hilfreich waren.

Aus dieser Dokumentation sind einige wesentliche Beiträge, soweit sie für Fachleute zum besseren Verständnis der Ukrain-Forschung nützlich sein können, am Ende des Buches abgedruckt. Die vollständige Dokumentation ist über das Wissenschaftsministerium erhältlich. Zudem bin ich Dr. Heinz Talirz für wertvolle Überlegungen zur Zulassungspraktik ebenfalls zu Dank verpflichtet.

Um dem Laien die Lektüre zu erleichtern, habe ich Fachausdrücke vermieden beziehungsweise, soweit dies nicht möglich war, im Anhang erklärt.

Die erste Begegnung

Unsere erste Begegnung war kurz und enttäuschend. Ich saß in der Redaktion an meinem von Papierkram überquellenden Schreibtisch. Es war kurz vor sechs. Ich war mit dringender Arbeit eingedeckt und hatte noch einen Abendtermin. Es klopfte, und schüchtern, fast ängstlich kam ein Mann herein, der sich als Jaroslaw Nowicky vorstellte. In einem geradezu revoltierend schlechten, grammatikalisch nahezu unverständlichen Deutsch versuchte er mir sein Anliegen klarzumachen. Er arbeite an der Entwicklung eines Stoffes, der die Krebstherapie revolutionieren könne. Da ich in meiner Zeitung für die Sparte Wissenschaft zuständig sei, müsse mich das doch interessieren.

Noch ein Phantast, dachte ich, gewohnt, daß die unglaublichsten „Wissenschafter" bei mir aufkreuzten. Zudem war ich durch das abenteuerliche Deutsch zunehmend irritiert. Wie ein Maschinengewehrfeuer drang es auf mich ein, ergab für mich keinerlei verwertbaren Sinn, sondern brachte mich auch angesichts meiner Zeitnot in eine lähmende Mischung aus Verzweiflung und Ungeduld.

Um mir vorerst einmal Luft zu schaffen, ersuchte ich meinen ungebetenen Gast, mir die wichtigsten Unterlagen aus seiner prall gefüllten Aktentasche hierzulassen. Ich würde mir das alles in Ruhe ansehen und ihn dann anrufen. Unter Hinterlassung von Adresse und Telefonnummer verabschiedete er sich.

Später berichtete er mir von seiner maßlosen Enttäuschung. Man hatte ihm geraten, sich an mich zu wenden, ich sei die einzige, die ihn anhören und den von ihm erhofften Artikel schreiben würde. Vergeblich hatte er sich bereits in anderen Redaktionen bemüht, und nun erwartete er, daß auch ich seine Unterlagen irgendwo ad acta legen und vergessen würde.

Beinahe war es dann auch so.

Doch einige Wochen später, ich war mit meiner Arbeit früher als erwartet fertig geworden, begann ich mit der sporadischen Sichtung meiner bereits alles überflutenden Papiermassen, die vorwiegend darin bestand, unaktuell gewordene Meldungen, Einladungen, Notizen, Zeitschriften und ähnliches wegzuwerfen. Und dabei arbeitete ich mich bis zu dem Stoß des „eventuell Verwertbaren" vor, in dem auch Nowickys Unterlagen ihrer Exhumierung harrten. Aus Fairness wollte ich sie rasch durchsehen, um ihm Bescheid zu geben. Ich erwartete nicht wirklich, Verwendbares zu entdecken. Allerdings wußte ich aus Erfahrung, daß man von Zeit zu Zeit doch fündig wurde.

So war es auch hier.

Die Unterlagen waren klar und verständlich und enthielten, soweit ich nach rascher Lektüre beurteilen konnte, tatsächlich Sensationelles auf dem Gebiet der Krebsforschung – falls die Sache einer gründlichen Recherche standhielt.

Medizin ist immer ein Thema, das viele Leser interessiert, und vor allem, wenn es um Krebs geht, kann man immer mit besonderer Aufmerksamkeit rechnen. Vielleicht hatte ich einen Knüller. Ich wählte die von Nowicky hinterlassene Nummer und vereinbarte einen Termin.

Er kam. Wieder mit Stößen von Papier beladen. Ich hatte mich mit Geduld – bei mir eine Mangelware – gewappnet und eröffnete ihm mit der gebotenen Strenge, daß er bitte vorerst nur auf meine Fragen antworten solle, ohne weit auszuholen, da eine Überinformation nur zu Verwirrung führe.

Natürlich mußte ich ihn immer wieder unterbrechen, da ich ihn schon rein grammatikalisch nicht verstand. Mit größter Geduld unterwarf er sich meinem Verhör. Nach knapp zwei Stunden hatte ich das Wesentlichste erfahren.

Und das war sensationell genug. Jaroslaw Wassil Nowicky hatte aus dem Schöllkraut eine Substanz entwickelt, die sich, intravenös injiziert, an der Grenze von Krebstumor und gesundem Gewebe sammelt. Sie besaß eine Eigenfluoreszenz und konnte daher unter ultraviolettem Licht den Tumor sichtbar machen. Dasselbe Phänomen ließ sich auch an Metastasen beobachten.

Für Operateure, die tief ins gesunde Gewebe schneiden müssen, mußte diese Abgrenzung wertvolle Hilfe bedeuten. Zumal sich, wie von Tierärzten beobachtet, der Tumor dann leicht ablösen ließ, wenn vorher dieses Präparat gespritzt worden war.

Auch daß Krebszellen dabei einen erhöhten Sauerstoffverbrauch aufwiesen, der 15 Minuten anhielt und zum Absterben dieser Zellen führte, während gesunde Zellen nach fünf Minuten ihren Sauerstoffverbrauch wieder normalisierten, war eine höchst beachtenswerte Entdeckung.

Hätte man diesem Phänomen schon 1980 Beachtung geschenkt und den Vorgang unter dem Mikroskop untersucht, hätte man schon damals entdecken können, was 17 Jahre später unter dem Begriff „Angiogenese" der internationalen Krebsforschung neue Erkenntnisse im Krebsgeschehen bringen sollte. Es wäre schon damals zu erkennen gewesen, wieso „Ukrain", Nowickys Substanz, die Metastasenbildung verhindern kann.

Angesichts der Tatsache, daß Krebs noch immer weltweit an zweiter Stelle aller Todesursachen stand, hätte man glauben sollen, daß sich die medizinische Wissenschaft zumindest mit diesem Phänomen des erhöhten Sauerstoffverbrauchs von Tumorzellen bei anschließendem Absterben intensiv beschäftigen würde. Noch dazu, da schon damals Hinweise dafür vorlagen, daß in manchen Fällen sogar eine Tumorrückbildung zu beobachten war. Jedenfalls war Nowickys Substanz die erste und einzige, die Krebszellen angriff, ohne gesunde zu zerstören.

Von einem Interesse der dafür zuständigen Stellen konnte jedoch keine Rede sein. Ganz im Gegenteil! Im Verlauf der folgenden Jahre wurde ich Zeuge einer bisweilen das Kriminelle nicht nur streifenden Jagd auf diesen Außenseiter, der sich erdreistet hatte, etwas zu entdecken, wonach andere mit ungeheuren Mitteln bisher vergeblich forschten und den man durch konsequentes Ignorieren seiner Forschungsergebnisse strafen mußte.

Ohne Angabe von Gründen wurde er beispielsweise von einem universitären Labor verjagt, um im nächsten das gleiche Schicksal zu erleiden, als sollte an ihm das sprichwörtliche Erfinderschicksal demonstriert werden.

Nachdem ich einige Jahre diese Perfidien beobachtet hatte, wobei ich Nowicky anfangs insgeheim sogar des Verfolgungswahns zieh, bis ich Beweise geliefert bekam, beschloß ich, diese Hetzjagd zu dokumentieren.

Inzwischen sind 23 Jahre vergangen, seit mein erster Artikel in der damals noch existierenden „Wochenpresse" erschien. Seither häufen sich ärztliche Berichte von Heilungen durch Ukrain, doch noch immer ist der Verhinderung dieser Erfindung kein Einhalt geboten. Noch immer gibt es in Österreich keine klinische Studie darüber, ausländische werden nicht anerkannt, und noch immer sperrt sich eine verschworene Interessensgemeinschaft in- und außerhalb des Gesundheitsministeriums gegen die Zulassung dieses inzwischen weltweit erprobten und bei weit über 200 internationalen Krebskongressen von Forschern aus aller Welt vorgestellten Präparates. Noch immer wird, wo es nur geht, der Erfinder behindert und sogar mit rechtswidrigen Mitteln seitens der Behörden in seiner Existenz bedroht. Und so beharrlich diese Hetzjagd fortgesetzt wird, so beharrlich setzt der Erfinder seine Arbeit fort.

Bis vor kurzem noch dachte ich, daß meine und zahlreiche andere Artikel in verschiedenen Zeitungen keinerlei Erfolg erzielt hätten. Doch heute weiß ich, daß diese Publikationen zwar nicht im Gesundheitsministerium, das dafür zuständig wäre, sehr wohl jedoch im Wissenschaftsministerium Anstoß dafür geworden sind, daß seit 1984 immer dann, wenn die Not am größten war, von dort entscheidende Hilfe kam.

Von dieser Hilfe und von den Methoden der Gegner handelt diese Dokumentation.

NOWICKY VERLÄSST SEINE HEIMAT

Als ich Jaroslaw Wassil Nowicky kennenlernte, war er bereits seit neun Jahren in Wien und hatte nicht nur eine bewegte Vergangenheit, sondern auch die ersten Erfahrungen als wissenschaftlicher Außenseiter in Wien hinter sich.

Er kam am 15. Oktober 1937 in einem kleinen Nest in Galizien zur Welt. Eine ungünstige Zeit, um heranzuwachsen. Er war gerade sieben Jahre alt, als er samt seinen Eltern westwärts in Richtung Konzentrationslager deportiert wurde. Der längste Aufenthalt hinter Stacheldraht war im Lager Neumarkt bei Nürnberg. Ursache dieser Verschleppung: Sein Vater hatte einem jüdischen Freund Unterschlupf gewährt. Ein Kapitalverbrechen unter der nationalsozialistischen Herrschaft, die seit Kriegsausbruch auch in Polen und der Ukraine wütete.

Nach Kriegsende ging es wieder in die „befreite" Heimat, doch von Sicherheit konnte im stalinistischen Rußland nicht die Rede sein. Nowickys Familie lebte anfangs getrennt, um der drohenden Verschickung nach Sibirien zu entgehen. Denn wer zu lange, wenn auch als Gefangener, im Westen zugebracht hatte, mußte erst wieder „gesäubert", im Sinne des Kommunismus ideologisch aufgemöbelt werden. Die Gulags waren voll von solchen Säuberungsbedürftigen. Dank der Familientrennung konnte der kleine Jaroslaw die Mittelschule in Broschniv-Osada absolvieren und studierte anschließend an der Radiotechnischen Fakultät der Technischen Hochschule in Lemberg. Da er als einziger kein Mitglied des Komsomol war – auch in der Zeit nach dem Stalinismus höchst verdächtig –, wurde er nach Petropawlovsk in Kasachstan zur Fabriksarbeit geschickt. Doch da in Diktaturen oft eine amtliche Stelle von einer anderen nichts weiß, kam es zu der grotesken Situation, daß der

Sträfling ausgerechnet in einer streng geheimen militärischen Fabrik arbeiten sollte, wo ihm schon der bloße Zutritt hinter die erste Umzäunung verwehrt wurde. Ein politisch Unzuverlässiger durfte das Sperrgebiet nicht einmal betreten. Da niemand wußte, was man mit ihm anfangen sollte, wurde er einfach weggeschickt. Kein Ersatzlager, keine Zwangsarbeit. Bloß frei. Tausende Kilometer von Lemberg entfernt. Er mußte sich irgendwo Arbeit suchen, um leben zu können. Vier Monate dauerte dieses Intermezzo, bis er endlich wieder am Ausgangspunkt Lemberg landete.

1961 trat er als Diplomingenieur in ein Werk zur Erzeugung von Fernsehapparaten ein, das er nur ein Jahr später als Chefingenieur wieder verließ. In Lemberg lehrte er dann an einer Technischen Mittelschule, hielt Vorträge in russischer, aber auch ukrainischer Sprache, was ihm prompt ein Lehrverbot eintrug. Ungesetzlicherweise. Denn obzwar Russisch in der damaligen Sowjetunion die Unterrichtssprache war, war es nicht ausdrücklich verboten, ukrainisch zu sprechen. Nowicky bediente sich öfter dieser Sprache, damit auch die aus einfachen Kreisen stammenden Schüler, die Russisch nur mangelhaft beherrschten, seinem Unterricht folgen konnten. Nun verschaffte ihm die Politik eine vierjährige Pause.

Jetzt bewies Nowicky, nicht zum erstenmal, seine unglaubliche Hartnäckigkeit. Hatte er sich einmal in eine Sache verbissen, ließ er nicht mehr locker. Als ihm jede weitere Lehrtätigkeit mit der Begründung verboten wurde, er sei nicht länger vertrauenswürdig, um vor der Jugend zu sprechen, verwies er auf das gültige Gesetz, wonach die ukrainische Sprache in der Sowjetunion sehr wohl erlaubt sei und er infolgedessen das Recht habe, in dieser Sprache Lehrvorträge zu halten. Insgeheim sehnten sich die Ukrainer nach einem eigenen Staat und hielten trotz aller Behinderungen an ihrer Sprache fest.

Nowicky begann die Behörde zu nerven. In diesem Fall sogar den KGB. Anfangs vergeblich. Doch als er nicht aufgab, belästigten die Geheimdienstler auch seinen Vater. Und das war Nowicky zu viel.

Er fuhr nach Moskau, um Juri Andropow, den Chef des KGB (Komitee für Staatssicherheit), persönlich von diesem Unrecht in Kenntnis zu setzen. Nachdem er sich in einem kleinen Hotel der Hauptstadt eingemietet hatte, begab er sich zum Amtssitz des KGB dicht neben der berüchtigten Lubjanka. Er müsse Andropow persönlich sprechen, erklärte er den Wachen.

„In welcher Angelegenheit?"

Nowicky: „Das werde ich Andropow persönlich sagen."

„Wenn wir nicht wissen, worum es geht, können Sie ihn nicht sprechen."

Nowicky: „Wenn ein Sowjetbürger dem Chef des KGB etwas sehr Wichtiges zu sagen hat, muß er doch vorgelassen werden."

Man komplimentierte ihn hinaus. Er hinterließ seinen Namen und den des Hotels.

Am folgenden Tag erschien er wieder.

Der Chef sei nicht da.

Er werde warten.

„Worum geht es?"

„Das werde ich ihm persönlich sagen."

Am nächsten Morgen stand er schon wieder da.

Der Chef sei verreist.

Er werde warten.

27 Tage lang wiederholte sich diese Szene. Am 28. Tag wurde ein Brief in seinem Hotel abgegeben. Nowicky solle sich für 10 Uhr bereitmachen. Tatsächlich stand um Punkt 10 Uhr der große schwarze Wagen des KGB vor der Türe und brachte ihn zur Lubjanka.

Und dann stand er vor Andropow, um ihm das „sehr Wichtige" zu sagen: daß nämlich seine Untergebenen sich nicht an die Gesetze hielten und ihn, Nowicky, ohne Grund suspendiert hätten. Ja daß sogar sein Vater bedroht werde, völlig ungerechtfertigt, von Andropows eigenen Leuten!

Plötzlich stand Andropow mit hochrotem Kopf auf und hieb mit der Faust auf den Tisch. Nowicky hatte ebenfalls die Wut gepackt, er hieb gleichfalls auf den Tisch. Er verwahre sich dagegen, ohne Grund bestraft zu werden. „Ich bin ebenso ein Mensch wie Sie!"

Der KGB-Chef beruhigte sich. Mit einem Blick auf die Uhr erhob sich Nowicky, um zu gehen.

„Bleiben Sie", herrschte Andropow ihn an.

„Ich habe um drei Minuten gebeten. Die sind jetzt um. Auf diese drei Minuten mußte ich 28 Tage warten." Nowicky wandte sich zur Tür und ging hinaus. Vergeblich rief ihn Andropow zurück. Unter den Vorzimmerbeamten machte sich wortreiche Erregung breit. Doch unbeirrt verließ Nowicky das Gebäude, in dem er dem mächtigsten Mann der Sowjetunion die Stirn geboten hatte.

In Lemberg erfuhr er dann, daß er nach vier Jahren seine Rehabilitierung erreicht hatte, ja daß sogar einige Leute, darunter Lehrer-Kollegen, die ihn angezeigt hatten, bestraft wurden.

Was sich wie eine Erfolgsgeschichte liest, kostete immerhin einige Jahre und sehr viel Substanz. Noch heute, wenn Nowicky von dieser Zeit erzählt, kommen ihm beinahe die Tränen, so stark ist die Erinnerung an damals.

Die kleinen Machthaber in Lemberg hatten nicht mit seiner Ausdauer gerechnet. Auch später sollten solche Spekulationen nicht aufgehen.

Nowicky nutzte die scheinbar verlorenen Jahre freilich auch anderweitig. Damals begann er nämlich mit einer wissenschaftlichen Gruppe an der Medizinischen Fakultät von Lemberg an der Entwicklung einer Krebstherapie zu arbeiten. Unmittelbarer Anlaß war die Erkrankung seines Bruders an Hodenkrebs. Nowicky entsann sich, daß Kräuterweiblein seiner Heimat schon immer Schöllkraut als Krebsmittel einsetzten und von Fällen berichteten, in denen Heilungen von Hautkrebs durch langes, wiederholtes Bestreichen mit der gelben Milch des

Chelidonium majus L., im Volksmund auch Warzenkraut genannt, erreicht wurden.

Nowicky erfuhr, daß ein junger Assistenzarzt in Iwano-Frankiwsk (früher Stanislaw) mit Schöllkraut arbeite und interessante Ergebnisse bei einigen Patienten aber auch bei Tieren erzielt habe. Aus Schöllkraut und Thiotepa stellte dieser Anatoli Iwanowitsch Potopalsky eine Injektionsflüssigkeit her, die er „Amitosin" nannte. Anfangs leugnete der Arzt, so ein Präparat zu haben. Doch Nowicky war keinesfalls gewillt, unverrichteter Dinge wieder abzuziehen.

„Ich weiß, daß Sie ein Mittel haben. Wenn Sie es mir nicht geben, breche ich im Institut ein", drohte er. „Ich brauche nur den Extrakt."

„Wer wird das spritzen?" fragte der Arzt.

Nowicky mit Überzeugung: „Ich."

„Können Sie das?"

„Ich werde es lernen."

An Äpfeln probte er sodann die Injektionstechnik. Doch war es gar nicht so einfach, dem Bruder die Spritze intramuskulär zu verpassen. Er lag nämlich im Krankenhaus mit anderen Patienten in einem Zimmer. Die Injektionen mußten auf der Toilette mit Hilfe eines Freundes, der Wache stand, verabreicht werden.

Der Patient bekam hohes Fieber, bis zu 40 Grad. Doch sein Zustand besserte sich. Nowicky nahm den Bruder nach Hause, wo er zwei Monate lang die Injektionskur fortsetzte. Als es den Anschein hatte, daß der Tumor verschwunden sei, brachte er den Bruder nach Lemberg und widmete sich fortan der gelben Milch des *Chelidonium majus L.,* dem Schöllkraut, einer anspruchslosen Pflanze mit gelben Blüten, die ebenso an Hausmauern wie überall dort gedeiht, wo sie nicht vom Menschen als Unkraut ausgerissen wird.

Nowicky war keineswegs der erste, der diesen Saft untersuchte. Längst schon wußte man, daß er hauptsächlich aus Al-

kaloiden, also basischen Stickstoffverbindungen besteht[2], von
denen bisher 32 verschiedene Alkaloide isoliert worden sind.
Einige erwiesen sich als zytotoxisch, das heißt zellschädigend.
Auf diese stürzte sich aus gutem Grund die Krebsforschung.
Freilich ohne besondere Ergebnisse. Andere Alkaloide blieben
unbeachtet.

Nowicky studierte Fallgeschichten aus der Naturmedizin.
Dabei fiel ihm auf, daß immer dann von Heilerfolgen gesprochen wurde, wenn im Winter gewonnene Schöllkrautmilch
Verwendung fand. Der Anteil der einzelnen Alkaloide hängt,
was Menge und Qualität betrifft, von der Jahreszeit ab. Im
Winter besitzt die Pflanze einige Alkaloide, die im Sommer fast
verschwinden. Für Nowickys Forschung kam eine Gruppe von
acht solcher Winteralkaloide in Frage.

Deren Erforschung war jedoch in Lemberg für ihn nicht
durchführbar. Damals beschloß er, nach Wien auszuwandern.

Sein Vater hatte als Ulan noch in der k. und k. Armee der
einstigen Monarchie gekämpft, hatte schwärmend von Österreich und Wien erzählt, so daß sein ahnungsloser Sohn nun alles daran setzte, ausreisen zu dürfen. Das war in der damaligen
Sowjetunion ein nahezu hoffnungsloses Begehren. Nowickys
Dickschädel war wieder einmal gefragt.

1956 hatte er sich beim Internationalen Jugend-Festival in
Moskau als Dolmetscher für Polnisch verdingt und bei dieser
Gelegenheit die Wienerin Anna kennengelernt, die beim Atlas-
Verlag arbeitete. Sie hatten sich angefreundet und später miteinander korrespondiert. Nowicky schlug ihr nun vor, sich zu
einem gemeinsamen Urlaub in Sotschi am Schwarzen Meer zu
treffen. Dort bat er sie, ihm bei seiner Ausreise zu helfen. Eine
Heirat war der einzig denkbare Weg dazu. Anna war einverstanden. Nun war es an Nowicky, diese Ausreise zwecks Heirat
zu erkämpfen.

---

[2] Über Alkaloide siehe Anhang, S. 129 ff.

Erwartungsgemäß wurde diese ihm vorerst verweigert. Er schrieb insgesamt 380 Beschwerden an alle Instanzen. Und wieder schaltete sich der KGB ein, lud ihn sogar gemeinsam mit seiner Mutter vor. Der Beamte drängte diese, auf ihren Sohn doch Einfluß zu nehmen.

„Haben Sie Kinder?" fragte die Mutter.

„Ja, drei."

Darauf die Mutter: „Tun Ihre Kinder, was Sie ihnen sagen?"

Eine beredte Geste war die Antwort.

Schließlich schaltete sich das Militär ein, und Nowicky mußte einem General Rede und Antwort stehen. „Warum können Sie nicht in Lemberg heiraten?" fragte dieser.

Es müsse in Wien sein, beharrte Nowicky. Und er fragte den General, wie es bei dessen Hochzeit gewesen wäre.

Ganz normal, sagte dieser. Er habe seine spätere Frau während des Krieges in Sibirien kennengelernt, später sei er zu ihren Eltern zurückgekehrt und habe in Sibirien geheiratet.

„Ja, eben", meinte Nowicky. „Nur die Kuh wird zum Stier gebracht. Der Mann kommt ins Dorf seiner Braut, um zu heiraten."

Doch all diese Spitzfindigkeiten hätten nichts genutzt, wenn nicht Anna gleichzeitig in Wien alle Hebel in Bewegung gesetzt hätte. Sie tat, was viele Bürger damals in aussichtlos scheinenden Fällen taten, sie wandte sich an den Bundeskanzler Bruno Kreisky. Von diesem kam dann auch die entscheidende Hilfe, und Nowicky konnte 1974 endlich nach Wien ausreisen, in jene Stadt, von der er sich so viel erwartete und die ihn später so bitter enttäuschen sollte.

ALS UNGEBETENER GAST IN WIEN

Da war er nun endlich in Wien und fühlte sich einsamer, als er es sich je hätte vorstellen können. Die Menschen waren viel weniger kommunikativ als in seiner Heimat, wo jeder mit jedem sofort Kontakt fand. Hier wollten die Menschen für sich bleiben, kapselten sich gegen einen Zuzügler ab.

Einer seiner ersten Wege führte Nowicky zu Bundeskanzler Kreisky, bei dem er sich für dessen Intervention bedankte und ein kleines Geschenk überreichte. Er hatte auch sein erstes Patent mitgebracht, das er in Lemberg gemeinsam mit einem Kollegen für ihre Forschungen an einem bestimmten Alkaloid erworben hatte. Schon in dieser Patentschrift hieß es: „(…) Die erfindungsgemäßen Arzneimittel zeigen eine wesentlich stärkere Hemmung des Wachstums verschiedener Karzinome als die zur Herstellung der Addukte verwendeten Alkaloide."

„Ich habe eine sehr wichtige Arbeit, bitte helfen Sie mir", bat er den österreichischen Bundeskanzler.

Und dieser half wieder. Durch Kreiskys Vermittlung konnte Nowicky im Krebsforschungsinstitut der Boltzmann-Gesellschaft zu forschen beginnen. Leiter des Instituts war damals Professor Heinrich Wrba, der ihn ans Labor zu Georg Sauermann, dem heutigen Leiter, verwies.

Hier nun begannen die ersten Schikanen, denen noch viele folgen sollten. Im Institut lernte Nowicky den Studenten Walter Hiesmayr kennen, mit dem er sich anfreundete. Eines Tages lud ihn dieser ein, mit ihm in die Kantine zu kommen. Sie saßen beim Essen, als Professor Wrba vorbeikam und Nowicky anherrschte, was er hier zu suchen habe, die Kantine sei nur für Angestellte. Und ihn hinauswarf.

Das war der erste und keineswegs der letzte Tritt, den der zugereiste Forscher einstecken mußte. Einen besonders üblen Scherz leistete sich der nachmalige Professor Sauermann angesichts von Nowickys überquellendem Laborplatz.

„Sie haben hier zu wenig Platz", sagte er. „Ich werde Sie vis-à-vis in den 11. Stock geben."

Nowicky bedankte sich. Doch als er später die Putzfrau fragte, was drüben im 11. Stock sei, erfuhr er: „Die Psychiatrie."

Auf Anordnung von Professor Wrba mußte er bald darauf das Institut verlassen. Ohne Angabe von Gründen.

Kurze Zeit durfte er dann bei Professor Karlheinz Kärcher im Institut für Strahlentherapie arbeiten, nachdem die Fluoreszenz seines Wirkstoffes entdeckt worden war. Dieser sammelte sich um das Krebsgewebe und konnte mittels ultraviolettem Licht sichtbar gemacht werden, womit die bösartige Neubildung sowie Metastasen lokalisiert werden konnten.

Auf Dauer war die Strahlentherapie nicht das für ihn geeignete Institut, und da sich ihm nichts anderes bot, nahm er seine Sachen und arbeitete zu Hause weiter. Seine Frau Anna hatte ihm eine kleine Wohnung überlassen, sein Auskommen fand er durch den Verkauf von Briefmarken, Münzen und Erstausgaben von Büchern, die er aus seiner Heimat mitgebracht hatte. Mit Anna hatte er vereinbart, daß sie prüfen wollten, ob eine eheliche Gemeinschaft unter den gegebenen Bedingungen überhaupt möglich wäre.

Bald schon stellte sich freilich heraus, daß Nowickys Arbeitswut jegliche Gemeinsamkeit ausschloß. Nicht nur forschte er, solange man ihn ließ, wie ein Besessener im Labor – 1975 konnte er bereits ein neues Patent anmelden –, er hatte auch an der Universität Pharmakologie inskribiert. Leiter war damals Professor Jentzsch, der Vater jenes Beamten, der im Gesundheitsministerium für die Zulassung von Arzneimitteln zuständig war. Nowicky kontaktierte alle Wissenschafter, die über Schöllkraut publiziert hatten. So stieß er in der Pharmakologie zwangsläufig auf Professor Kubelka, der ihn, den Erstsemestrigen, in seinem Labor arbeiten ließ. Im Pharmakologischen Institut lernte er auch den Spezialisten für Alkaloide, den inzwischen verstorbenen Professor Friedrich Kuffner, kennen, der ihm bei seiner Forschung weiterhalf. Zu Hause besaß Nowicky eine ganze Sammlung verschiedenster Alkaloide in seinem Behelfslabor.

Doch als er eines Tages nach Hause kam, fand er seine Wohnungstüre aufgebrochen und die von einer Nachbarin alarmierte Polizei in seiner Wohnung. Alles war gestohlen. Der Dieb wurde nie ermittelt.

Immer wieder gab es aber auch Lichtblicke. Einer dieser wenigen kam vom Wissenschaftsministerium, wo der Leiter der Forschungssektion, Dr. Norbert Rozsenich, auf diesen „Studenten" aufmerksam wurde. Mit einem Werkvertrag förderte er dessen Arbeit mit 300.000 Schilling, die über Professor Kuffner zwecks Weiterforschung an den Schöllkrautalkaloiden Nowicky zugute kamen.

Doch auch im Pharmakologischen Institut gab es Widerstände. So wurden Nowicky In-vitro-Versuche verboten, und zwar, wie er von einem Kollegen erfuhr, der seine Doktorarbeit über das von Nowicky entwickelte Präparat schreiben wollte, auf Intervention des Gesundheitsministeriums, obwohl dieses für universitäre Angelegenheiten gar nicht zuständig war.

Als er dann wieder einmal innerhalb von zwei Stunden ohne Angabe von Gründen seinen Laborplatz räumen mußte, erfuhr er später durch den dort beschäftigten Laboranten Walter Oparski, daß er als Spion angezeigt worden sei.

Professor Kuffner, in dessen Macht es offenbar nicht stand, seinen begabten Schützling zu halten, vermittelte ihn an Professor Bancher, einen Botaniker an der Technischen Universität, wo er eine Weile arbeiten durfte, bis er neuerlich ohne Angabe von Gründen des Labors verwiesen wurde.

Irgendwann bot ihm die Pharmafirma La Roche in ihrer

Wiener Filiale einen Laborplatz an, doch wollte sich Nowicky auf die damit verknüpfte Bedingung, daß alles, was er finden würde, La Roche gehören müsse, nicht einlassen.

Nowicky konnte sich die ständig gegen ihn gerichteten Maßnahmen nicht erklären. Vergeblich forschte er in seinem Gedächtnis nach Zusammenhängen. Das einzige, was ihm einfiel, war der Zeitpunkt, an dem die Schwierigkeiten begonnen hatten. Das war sehr bald nach seiner Ankunft in Wien gewesen. Der Bundeskanzler hatte ihn nicht nur an Wrba verwiesen, sondern auch an die damalige Gesundheitsministerin Ingrid Leodolter. 1976 fand in ihrem Ministerium ein Gespräch statt, an dem neben der Ministerin und Nowicky auch ein Beamter der Zulassungsabteilung sowie der Arzt und Chemotherapeut Professor Karer, der klinische Studien für die Pharmaindustrie machte, teilnahmen. Thema des Gesprächs: Nowickys „Erfindung".

Professor Karer hatte damals zu Nowickys Patent erklärt, daß es „nichts Besonderes" wäre, es lohne nicht, daran weiter zu arbeiten. „Das ist uninteressant", erinnert sich Nowicky noch heute mit Ingrimm. Und daran, daß er aufbrauste.

„Wie können Sie das sagen, wenn mein Stoff dreihundertmal weniger toxisch ist als die üblichen Zytostatika!"

Damals hatte Walter Hiesmayr nämlich diesen Stoff, den Nowicky nach seiner Heimat „Ukrain" getauft hatte, bereits in vitro und an Ratten und Mäusen getestet und auch die Fluoreszenz entdeckt.

Die Gesundheitsministerin schien das alles nicht zu beeindrucken, sie wollte vor allem Ruhe herstellen. „Meine Herren, bitte nicht streiten." Und dabei blieb es.

Gleich darauf, erinnerte sich Nowicky, hatte er seinen ersten Laborplatz räumen müssen. Also waren, grübelte er, ausgerechnet vom Gesundheitsministerium die Behinderungen seiner Arbeit ausgegangen. Die Auspizien waren demnach deprimierend. Nowicky war zutiefst entmutigt.

Um sich abzulenken, buchte er für Ostern eine billige Busreise nach Paris. Er ging durch die Stadt, schaute in Kirchen hinein, denn es war Ostersonntag, und in diesem Jahr fielen die katholischen Ostern mit den orthodoxen zusammen. Nowicky gehörte der unierten Kirche an. Er blieb eine Messe lang in Notre Dame, um dann durch Saint Germain zu schlendern. Aus der Kirche von Saint Germain hörte er plötzlich ukrainischen Gesang, trat ein und blieb bis zum Ende des Gottesdienstes. Ein Mädchen sprach ihn an und lud ihn, wie es Brauch ist, zum Osteressen ein, an dem zahlreiche Ukrainer teilnahmen. Nowicky erzählte seine Geschichte und auch von seiner Entdeckung der Schöllkraut-Alkaloide zur Krebsbekämpfung.

Er müsse unbedingt Professor Musianowycz kennenlernen, war die einhellige Meinung. Dieser zeigte sich dann auch äußerst interessiert, hatte er doch selber seine Doktorarbeit über das Schöllkraut geschrieben. Er wollte an 17 „austherapierten" Patienten, deren Zustand hoffnungslos war, Nowickys Ukrain versuchen.

Dieser belieferte ihn nach seiner Rückkehr mit der gewünschten Wirkstoffmenge und wartete.

Nach sechs Wochen rief er zitternd vor Aufregung in Paris an. „Sie haben recht", sagte Musianowycz. „Bei manchen geht der Tumor zurück, die anderen haben wenigstens keine Schmerzen."

Einige Patienten dieser ersten klinischen Studie leben noch heute.

Die positiven Rückmeldungen aus dem Ausland waren eine große Ermutigung. 1978 war die Tochter des polnischen Botschafters in Paris an Krebs erkrankt. Sie hatte ihre beste Freundin elendiglich an Brustkrebs zugrunde gehen sehen und verweigerte die übliche Therapie. Der Vater wandte sich an Professor Musianowycz, der auf ausdrücklichen Wunsch der Patientin Ukrain spritzte. Mit totalem Heilerfolg. Sie lebt heute noch.

Als sich in Lublin die verblüffende Wirkung von Ukrain bei einem Schilddrüsenkarzinom zeigte, wurde Nowicky eine klinische Studie angeboten, die ihn außer der Beistellung des Präparates nichts kosten sollte. Da der jeweilige Pharmahersteller bei solchen Studien üblicherweise Unsummen (damals über 8.000 Euro pro Patient, heute ist unter ca. 80.000 Euro nichts zu machen) hinblättern muß, war das ein einmaliges Angebot. Doch konnte Nowicky es nicht annehmen, er war finanziell außerstande, seinen Wirkstoff umsonst zu liefern.

Dabei begannen gerade zu dieser Zeit immer mehr positive Berichte über Ukrain einzutreffen. So vom National Cancer Institute aus den USA, wo bei In-vitro-Versuchen interessante Reaktionen bei allen Zellkulturen zu beobachten gewesen waren. Auch hatten die Wissenschafter dort herausgefunden, daß bei Versuchen an Ratten und Mäusen Reaktionen nur dann zu erwarten waren, wenn das Präparat intravenös gespritzt wurde. Nowicky war sich nun ganz sicher, daß er eine Alternative zur destruktiven Methode gefunden hatte, mit der die Medizin bislang in Ermangelung anderer Möglichkeiten gegen Krebs vorgehen mußte. Es war ja nicht zu leugnen, daß Skalpell, Strahlen und Chemotherapie, die viele Patienten ungeheuer belasteten, ohne ihnen Heilung zu bringen, keine wirklich befriedigende Therapie der Krebserkrankung darstellten. Woran sich bis heute nur wenig geändert hat.

Mit dem Produkt seiner bisherigen Forschung, einem halbsynthetischen, nichttoxischen Alkaloid-Derivat, glaubte Nowicky nun eine sanfte Therapie gefunden zu haben. Diese glasklare, zur Injektion bestimmte Flüssigkeit, die er nach seinem Ursprungsland „Ukrain" getauft hatte, meldete er als neue pharmazeutische Spezialität zum Weltpatent an.

Jetzt glaubte er, daß die so vielversprechenden Ergebnisse seiner Forschung in den Instituten auf Interesse stoßen würden. Immerhin hatte er im Pharmakologischen Institut der Universität Wien die toxische Unbedenklichkeit seines Wirkstoffs bescheinigt bekommen und gemeinsam mit Walter Hiesmayr die Fluoreszenz entdeckt, wenn intravenös verabreicht wurde. Die Tatsache, daß solcherart eine genaue Abgrenzung der Neubildung sichtbar zu machen war, mußte doch Onkologen und Chirurgen aufhorchen lassen.

Hoffnungsfroh sandte er an die Wiener Klinikchefs und Primarärzte seine Unterlagen mit den begleitenden Worten:

„Beiliegend übersende ich Ihnen einen Informationsbericht über meine kürzlich gemachte Entdeckung, nämlich daß maligne Gewebe nach Behandlung mit dem in der Beilage genannten Präparat unter UV-Strahlung fluoreszieren."

Eine Assistenzärztin im Lainzer Krankenhaus hatte den UV-Lichttest zum erstenmal bestätigt. Was lag näher, als dieses Ergebnis (mit Wissen des Klinikchefs und dem Einverständnis des Patienten) dem Chef der Strahlenklinik, Professor Karlheinz Kärcher, zu zeigen.

In den pessimistischsten Stunden hätte Nowicky sich nicht ausmalen können, was nun folgte.

Der Chef der chirurgischen Abteilung im Lainzer Krankenhaus, wo dieser Lichttest durchgeführt worden war, Professor Helmut Denk, immerhin ein renommierter Chirurg, drohte Nowicky nicht nur mit einer Anzeige, sondern auch mit „sofortiger Ausweisung aus Österreich" und bezeichnete die Tatsache, daß der Erfinder den UV-Test dem Vorstand der Universitäts-Strahlenklinik gezeigt hatte, als „grobe Gesetzesverletzung". In einem elf Zeilen kurzen Brief beschuldigte er Nowicky, sich eines hausinternen Briefes bemächtigt und, da er diesen dem Kollegen Kärcher gezeigt hatte, auch noch das Datenschutzgesetz verletzt zu haben. „Aus diesem Grund", hieß es in einer wahrlich originellen Schlußfloskel, „gestatten Sie mir, daß ich sofort Strafanzeige gegen Sie erstatte."[3]

Er erstattete nicht.

---

[3] Zitat nach „WOCHENPRESSE" Nr. 5/1983.

Mit keinem Wort ging der Chirurg auf die für ihn möglicherweise hilfreiche Entdeckung ein. Und ebensowenig reagierten sämtliche Klinikchefs und Primarärzte der Wiener Chirurgie, denen Nowicky seine Unterlagen geschickt hatte.

Mit einer einzigen rühmlichen Ausnahme.

Die Familie wird delogiert

Professor Hans Peter Spängler, ein Sohn des bekannten Unfall-
chirurgen, der am Sanatorium Hera in Wien als Chirurg tätig
war, studierte zwei Jahre lang den Fluoreszenzeffekt von
Ukrain. Als ich ihn für meinen ersten Artikel 1984 kontaktierte, bestätigte er Nowickys Erfahrung:

„Ich habe genau so viele Effekte wie Nicht-Effekte gesehen.
Ich nehme an, daß es nur bei bestimmten Veränderungen wirksam wird. Das muß getestet werden. Die Untersuchungen
müssen nach Normen und reproduzierbar durchgeführt werden. Es wäre durchaus wert, dieses Präparat in ordentlicher
Weise zu testen. Nicht einmal da und dort. Das ergibt kein
Bild." Und über Nowicky: „Er ist sicher ein guter Forscher."

Doch da die Onkologen an den etablierten Kliniken von seiner Entdeckung keine Notiz nehmen wollten, blieb Nowicky
nichts anderes übrig, als „da und dort" seine Daten zu sammeln.

Ein Hoffnungsfunke glimmte kurzfristig in Klagenfurt am
Landeskrankenhaus auf, als an der Chirurgischen Abteilung
unter Professor Fritz Judmaier einige Brustkrebspatientinnen
mit Ukrain behandelt wurden, wobei vorerst nicht viel mehr
ausgesagt werden konnte, als daß Krebs auf Ukrain reagiert.
Abschließend hieß in dem Bericht:

„Die bisherigen Ergebnisse scheinen jedoch weitere Thera-
pieversuche zu rechtfertigen, wobei wir eher etwas jüngere Patientinnen heranziehen werden und Patienten, die vorher keine
Polychemotherapie erhalten haben."

Dazu kam es freilich nie. Denn bald darauf verließ Judmaier
seinen Posten und ging in Pension.

Die in solchen Fällen in der Medizin Neuem gegenüber so

häufig gehörte Erklärung, das Mittel wirke nur, wenn der Patient daran glaube, konnte schon von Anfang an widerlegt werden. Und zwar von dem Wiener Veterinärmediziner Helmut Forcher, der von einem spektakulären Fall zu berichten wußte. Zu seinen vierbeinigen Patienten zählte auch der Großpudel Jason, der mit Knochensarkom am Unterkiefer in seine Ordination gebracht und operiert wurde. Als die Geschwulst wiederkam, wurde, da eine weitere Operation nicht mehr möglich war, mit Ukrain behandelt.

„Das war irgendwie äußerst beachtlich", schilderte Forcher den Fall. Denn nun habe sich die Krebsgeschwulst abgekapselt und man habe nun doch ein zweites Mal operieren können. Außerdem beobachtete der Tierarzt „ein Nekrotischwerden von innen". „Irgendwas hat dieses Präparat." Man müsse weiterforschen.

Da nun immer mehr Berichte über vielversprechende Ergebnisse bei mit Ukrain behandelten Patienten einträpfelten, arbeitete Nowicky mit neuem Mut an seiner Forschung weiter.

Da wurde ihm aus heiterem Himmel die Wohnung aufgekündigt.

Er hatte sie erst zwei Jahre zuvor bezogen, nachdem er und Anna erkannt hatten, daß ein Familienleben angesichts seiner Tag- und Nachtarbeit nicht möglich war. So trennten sich beide, sind jedoch bis heute gute Freunde geblieben.

Nowicky zog aus Annas kleiner Wohnung aus und mietete 1978 in der Laimgrubengasse im sechsten Wiener Gemeindebezirk eine Wohnung untersten Standards, die er gemeinsam mit Freunden modernisierte, eine Zentralheizung einbaute, das Bad kachelte, eine Einbauküche kaufte.

Es war das Jahr hoffnungsvollen Neubeginns. Nicht nur hatte er eine neue Wohnung, sondern Professor Kuffner hatte ihm auch den mit 300.000 Schilling dotierten Werkvertrag vom Wissenschaftsministerium für weitere Forschung vermittelt. Ukrain hatte sich nämlich nicht nur als bisher einziges Malignozytolitikum (Zellhemmer) erwiesen, das nur Krebszellen angriff, die gesunden Zellen jedoch unbeschädigt ließ, sondern als Stimulator des körpereigenen Abwehrsystems, was kein bisher bekanntes Krebsmittel vermochte.

Um so größer der Schock, als nur zwei Jahre nach dem Einzug in die mittlerweile renovierte Wohnung die Kündigung ins Haus flatterte, mit der Begründung, daß sich die übrigen Hausbewohner durch Lärm aus Nowickys Wohnung belästigt fühlten, wobei ein pfeifender Wasserkessel, den er nie besessen hatte, eine besondere Rolle spielte. Nowicky legte Berufung ein.

Was nun folgte und sich bis zu Nowickys Delogierung 1988 hinzog, ist kein Ruhmesblatt für die Rechtsprechung dieses Landes.

Nowicky hatte 1986 wieder geheiratet und in der aus Polen stammenden Mira eine überaus wertvolle Mitarbeiterin gefunden, die Ordnung in das geniale Forscherchaos brachte und alle Unbill tapfer mit ihm ertrug. So auch die Delogierung am 10. Februar 1988.

Daß diese mitten im Winter amtlich erfolgte, wobei eine hochschwangere Frau und ein knapp einjähriges Kleinkind auf die Straße gesetzt werden sollten, ist nur ein weiteres unschönes Detail am Rande. Denn obwohl die Zeugenaussagen beim Berufungsverfahren nicht standgehalten hatten, sich außerdem eine Urkunde als Fälschung erwies und neben vielen anderen beweisbaren Unrichtigkeiten auch plötzlich „Polizei-Interventionen", die nachweislich nie stattgefunden hatten, zur Urteilsbegründung herangezogen wurden und als Draufgabe das Landesgericht nach der Berufung den Fall an die erste Instanz verwies, wobei die Richterin der ersten Instanz für befangen erklärt und suspendiert wurde, nahm die Delogierung ihren ziemlich rechtswidrigen Verlauf. Wobei immer noch der Lärm, der angeblich durch Nowicky und seine Gäste verursacht wurde, den Grund für diese Maßnahme bildete. Wie wenig die angeblichen Zeugenaussagen aufrecht zu erhalten waren, be-

wies die Tatsache, daß die Familie Nowicky von einem Markt-
fahrer, der einen Stock höher wohnte, aufgenommen wurde,
der nun seinerseits eine Kündigung erhielt, was freilich nicht
durchging. Keine der Hausparteien, die ja angeblich wegen
Lärmbelästigung die Kündigung betrieben hatten, erhob auch
nur den geringsten Einspruch gegen das Verbleiben der Familie
Nowicky, die noch jahrelang in äußerster räumlicher Beschränkung wohnen mußte.

Nowicky, den der ganze Vorgang begreiflicherweise empör-
te, wozu noch kam, daß ihm während des gesamten Verfahrens
gesetzwidrig Akteneinsicht verwehrt wurde – erst zur voll-
streckten Delogierung bekam er sie –, klagte den Berufungsse-
nat des Landesgerichts für Zivilrechtssachen.

Die Reaktion der Behörde war ebenso verblüffend wie
rechtswidrig. Mit Datum vom 30. Mai 1990 schrieb ihm der
gerichtlich beeidigte Sachverständige Dr. Peter Krieger, Facharzt für Neurologie und Psychiatrie in der Florianigasse:

„Sehr geehrter Herr Dipl.-Ing. Nowicky!

Das Landesgericht für Strafsachen, Wien, hat uns beauftragt, ein Gutachten zu erstellen.

Sie werden gebeten, am Montag, den 18. Juni 1990 um
14 Uhr zur Untersuchung zu kommen."[4]

Auch habe er ohne Begleitung zu erscheinen.

Wie jeder normale Bürger geriet auch Nowicky in begreifli-
che Empörung. Das also war die Reaktion, weil er es gewagt
hatte, ein Amt zu klagen. Nun schon durch zahlreiche amtliche
Kapriolen gewitzigt, erbat Nowicky vorerst um Verschiebung
des Termins, um sich über die Rechtslage zu informieren. Wobei er entdeckte, daß er gar nicht gezwungen werden konnte,
auch amtlicherseits nicht, irgendeine ärztliche Untersuchung,
geschweige denn eine psychiatrische, an sich vornehmen zu lassen.

---

[4] Siehe Faksimile S. 41.

```
MED. UNIV.
DR. PETER W. KRIEGER
FACHARZT FÜR NEUROLOGIE UND PSYCHIATRIE
GERICHTL. BEEIDETER SACHVERSTÄNDIGER
1080 WIEN, FLORIANIGASSE 54/15
TELEFON 43 22 53
Neue Tel.Nr. 40 82 253
```

Herrn
Dipl. Ing. Wassili NOWICKY

Laimgrubengasse 19/7
1060 Wien

Sehr geehrter Herr Dipl.Ing. Nowicky!   30.5.1990

Das LANDESGERICHT f. STRAFSACHEN, Wien, hat uns beauftragt,
ein Gutachten zu erstellen.

Sie werden gebeten, am

      Montag, den 18. Juni 1990   um   14 Uhr

zur Untersuchung zu kommen.

Mit vorzüglicher Hochachtung

                               Dr. Peter W. Krieger

Sollten Sie jemals bei uns Patient   Med. univ.
gewesen sein, erbitte ich Ihren Anruf DR. PETER W. KRIEGER
unter o. Tel.Nr.   Facharzt f Psychiatrie u. Neurologie
                                 1080 Wien Florianigasse 54/15
                                 Tel. 43 22 53

Sein Schock war daher schon wesentlich geringer, als er, datiert mit 12. September 1990, eine „Ladung des Beschuldigten im Vorverfahren" erhielt – er war also plötzlich vom Kläger zum Beschuldigten mutiert – mit der Aufforderung, sich am 25. September um acht Uhr 45 im 3. Stock des Landesgerichts für Strafsachen zwecks „Psychiatr. Untersuchung" einzufinden.[5]

Um alle Unklarheiten auszuräumen, hieß es weiter: „Sie sollen vor diesem Gericht als Beschuldigter vernommen werden."

In der „Rechtsbelehrung" wurde mit amtlicher Vorführung gedroht. Nowicky fand sich jedoch pünktlich ein und entdeckte, daß die Behörde ganz offensichtlich mit der Unkenntnis des Bürgers über die geltenden Gesetze rechnet, denn als er eine Kopie des entsprechenden Paragraphen vorwies, wonach „nach geltendem Recht keine Pflicht für Zeugen oder Beschul-

---

[5] Aktenzeichen 23 a Vr. 1473/90. Siehe auch Faksimile S. 42.

Diese Ladung ist mitzubringen!

Ing. Wassili Nowicky

Aktenzeichen 23a Vr 1473/90

Leimgrubergasse 19/7
1060 Wien

Ladung des Beschuldigten im Vorverfahren

Strafsache

gegen   Sie

wegen   § 297/1 StGB

Zeit: 25.9.1990 um 8.45 h

Ort: Zimmer 3052/3. Stock

Gegenstand: Psychiatr. Untersuchung

Sie sollen vor diesem Gericht als Beschuldigter vernommen werden und werden daher ersucht, sich zur oben angeführten Zeit am genannten Ort einzufinden.

Beachten Sie bitte die Rechtsbelehrung.

Landesgericht für Strafsachen Wien
1082 WIEN, Landesgerichtsstraße 11

G.-Abt. 23a ___, am 12.9. 19 90

EINGANG
1080 Wien, Frankplatz 1
Rechtsbelehrung

Erscheint ein als Beschuldigter Vorgeladener nicht, ohne einen hinreichenden Entschuldigungsgrund angegeben zu haben, so ist ein schriftlicher Vorführungsbefehl gegen ihn auszufertigen.

StPOForm. Lad 1 (Ladung des Beschuldigten im Vorverfahren)
Erl. 611.401/12-II 2/83

digte besteht, sich ärztlich untersuchen zu lassen", konnte er augenblicklich unbehelligt wieder gehen.[6]

Während Nowicky um sein Recht kämpfte und vergeblich die Delogierung abzuwenden suchte, hatte er auch den dritten Laborplatz bei Professor Bancher an der Technischen Universität verloren. Wieder ohne Angabe von Gründen. Später sagte Nowicky, daß er von einem weißen und einem schwarzen Engel begleitet werde, denn immer dann, wenn er vom schwarzen Engel geprügelt werde, komme der weiße kurz darauf zu Hilfe.

So war es auch diesmal. Eine Krebspatientin, die sich von ihrem Arzt mit Ukrain hatte behandeln lassen und als geheilt galt, vermittelte den nun laborlosen Forscher an Professor Viktor Gutmann, der gleichfalls an der Technischen Universität Ordinarius für Anorganische Chemie war.

Diese Verbindung erwies sich als Glücksfall. Denn am Tag seiner Delogierung, die um 10 Uhr erfolgte, hatte er um 13 Uhr seinen ersten Termin bei Gutmann. An diesem Tag waren offenbar beide Engel am Werk.

Die Delogierung war unabwendbar, doch der „weiße Engel" erwartete ihn auf der Technischen Universität. Nicht nur bot der Ordinarius einen Laborplatz an, er kam auch mit Nowicky überein, daß dieser bei ihm als seinem „Doktorvater" an seiner Dissertation zu arbeiten beginnen sollte. Ja, als Nowicky von Amts wegen zur Psychiatrie bestellt wurde, bot sich Gutmann spontan an, ihn als Zeuge zu begleiten.

---

6 Siehe Faksimile S. 44.

1.1.2. Die Mitwirkung bei der ärztlichen Untersuchung

Nach geltendem Recht besteht keine Pflicht für Zeugen oder Beschuldigte, sich ärztlich untersuchen zu lassen. Abgesehen von der Möglichkeit, den Beschuldigten vorführen zu lassen, darf der Beschuldigte, gleich ob es um die Frage der strafrechtlichen Zurechnungsunfähigkeit oder der Prozeß- oder Verhandlungsunfähigkeit geht, zu einer aktiven Mitarbeit an einer ärztlichen Befundaufnahme gegen seinen Willen nicht verhalten werden[9]. Auch die Vorschriften über die zwingende Zuziehung eines Sachverständigen im Unterbringungsverfahren ist nicht dahingehend zu verstehen, daß ein Betroffener (Unterzubringender) gezwungen werden könnte, an seiner Untersuchung in irgendwelcher Weise mitzuwirken. Niemand ist also verpflichtet, sich selbst (seinen Körper, seine Persönlichkeit) als Beweismittel zur Verfügung zu stellen. Darum darf auch ein Angeklagter nur mit seiner Zustimmung psychiatrisch untersucht werden[10]. Wenn ein Angeklagter nicht einmal gezwungen werden kann, im Rahmen des Verfahrens die an ihn gestellten Fragen zu beantworten (§ 245 Abs 2 StPO), kann er auf keinen Fall dazu gezwungen werden, Eingriffe in seinen Körper zu dulden oder bei Tests aktiv mitzuwirken. Eine in der StPO begründete Möglichkeit des Eingriffs in das Grundrecht der körperlichen Unversehrtheit mit Zwangscharakter besteht also nicht.

Kongresse, Erfolge, Schikanen

Parallel zu vielen Schikanen gab es auch immer wieder Erfreuliches zu berichten. In internationalen Fachkreisen begann sich langsam herumzusprechen, daß Krebspatienten überraschend gut auf Ukrain reagierten, und Nowicky wurde in der Folge immer öfter zu einschlägigen Kongressen eingeladen.

Zum erstenmal durfte er 1983 in Wien beim 13. Internationalen Chemotherapie-Kongreß vor Krebsspezialisten sprechen, allerdings nicht auf Aufforderung der Wiener Ärzteschaft, sondern auf Einladung der Weltgesundheits-Organisation (WHO), die diesen Kongreß sponserte, Nowicky als Redner nominierte und anschließend für das kommende Jahr zu einem Weltkongreß nach Kairo einlud.

Im Mai 1984 referierte Nowicky auf Einladung des Präsidenten der Italienischen Gesellschaft für Pharmakologie in Pisa vor 500 Krebsforschern aus aller Welt über einige bislang vorliegende Fälle von Krebs, bei denen zum Teil spektakuläre Heilungen erzielt werden konnten, soweit dies bis dahin zu beobachten war. Prompt folgte eine Einladung vom Präsidenten der Griechischen Gesellschaft für Chemotherapie, George K. Daikos, zu einem Monsterkongreß mit 4000 Teilnehmern nach Rhodos im Oktober desselben Jahres.

Inzwischen lagen Hunderte von Fallgeschichten aus Kanada, den USA, Frankreich, Polen, aber auch Österreich vor, die durchaus geeignet waren, Krebspatienten Hoffnung zu geben. Das Interesse der Wiener Schulmedizin blieb dennoch äußerst bescheiden. Wo eine nachweisbare Heilung nach Ukrain-Behandlung nicht geleugnet werden konnte, sprach man von „Spontanheilung" – unbeschadet dessen, daß eine solche äußerst selten vorkommt, wie eine internationale Statistik belegt.

Bei 100.000 Krebspatienten war nur eine einzige Spontanheilung zu beobachten gewesen.

Um die zahlreichen „Spontanheilungen" in Österreich zu stoppen, begann das Gesundheitsministerium 1986 Erlässe mit dem „Verbot" von Ukrain zu verschicken, um anwendungswillige Mediziner zu verprellen.

Als Dr. Werner Brüller von der Bundesanstalt für experimentelle Pharmakologie auf Anregung von Professor Ingeborg Eichler die Wirkung von Ukrain auf den Sauerstoffverbrauch der Krebszellen untersuchte und das damals bereits bekannte Phänomen bestätigte, wonach Ukrain zu einem signifikanten Ansteigen des Sauerstoffverbrauchs führt und dadurch die Krebszelle zum Absterben bringt, zeigte er sich anfangs begeistert, um dann plötzlich, wie Nowicky registrierte, das Interesse zu verlieren. Allerdings brachte ihn später das Wissenschaftsministerium dazu, für die von der Forschungssektion gesponserte Sondernummer von „Drugs under Research" einen Beitrag zu liefern. Darin stellte auch er fest, daß weitere Untersuchungen angestellt werden müßten, um die Wirkung von Ukrain auf Krebszellen ohne Schädigung der gesunden zu sichern. „Dessen ungeachtet", schloß sein Beitrag, „konnten keine toxischen Symptome nach Ukrain-Gaben auf gesunde Zellen gefunden werden, auch nicht bei einer rund tausendfach größeren Dosis als die normalerweise verabreichten."

Womit von kompetenter Stelle bestätigt war, daß Ukrain keinerlei toxische Nebenwirkungen hatte. Dennoch wurde immer wieder von der Zulassungsbehörde eben jener Nachweis eingefordert, als eine der Begründungen, die Zulassung zu verweigern.

Frau Professor Eichler, die Vorgängerin von Gutachter Pittner, der das Ministerium mit negativen Gutachten belieferte, wollte schon ganz früh Zellkulturen testen, bekam jedoch, wie sich Nowicky heute zu erinnern glaubt, „plötzlich Schwierigkeiten" und gab das Vorhaben auf.

In einem Gespräch vom 1. April 1998 konnte sie sich nicht mehr daran erinnern. Nur daran, daß Nowicky äußerst schwierig und mißtrauisch gewesen sei und es auch jenen, die ihm helfen wollten, nicht leicht gemacht habe. Nowicky meint heute auch, daß sie es gewesen sei, die ihm damals den Rat gegeben habe, Ukrain als homöopathisches Mittel registrieren zu lassen, weil von dort der Sprung zur Schulmedizin leichter sei. Eichler jedoch hält es heute für ganz unwahrscheinlich, daß sie ihm diesen Rat gegeben haben sollte. Nowicky müsse das mißverstanden haben.

Wie auch immer: „Es war ein sehr guter Rat. Ich habe das erst später begriffen", ist Nowickys Kommentar.

In der Folgezeit schien es, als sei ein heimliches Verbot erlassen worden, das sogar die Erforschung der Wirkweise von Ukrain unterbinden sollte. Da nützte es auch nicht viel, daß ein besonders exemplarischer Fall sogar bis zum damaligen Wirtschaftsminister und sodann Parlamentspräsidenten Heinz Fischer gelangte. Es handelte sich um einen Patienten, der mit einem Melanom, einem besonders bösartigen Krebs mit raschem Wachstum, im Wiener Rudolfinerhaus lag und dem die Ärzte nur noch wenige Wochen zu leben gaben, da er bereits Melanin im Harn ausschied, ein Zeichen dafür, daß die Geschwulst weit fortgeschritten war. Eine Remission ist in diesem Stadium nicht bekannt.

Professor Peter Wodnianski wurde als Hautspezialist zugezogen und war von dem Resultat, das eine Behandlung mit Ukrain bewirkt hatte, so beeindruckt, daß er im Juni 1984 einen Brief an den Wissenschaftsminister richtete, in dem er nach einleitendem Befund schrieb:

„Im Laufe der folgenden neun Monate habe ich Herrn R. I. mehrere Male gesehen und nachuntersucht. Er macht bis heute einen gesunden – oder geheilten – Eindruck. Dieses völlig ungewöhnliche Ergebnis – man erwartet bei einem Patienten mit Melanom, der bereits Melanin im Harn ausscheidet, kaum noch Monate – hat mich so beeindruckt, ... daß auch ich mich dem Ersuchen um weitere Unterstützung anschließen darf."[7]

In dem „unauffälligen postoperativen Befund" des Spitals hieß es mit Datum vom 13. Juni 1984 kühl:

„Das bei der Letztuntersuchung am 13. März 1984 beschriebene zystisch imponierende Gebilde ist bei der heutigen Untersuchung nicht mehr nachweisbar."

Daß aus dem ursprünglich inoperablen Tumor dank des Ukrains ein operabler geworden war und keine Metastasen festzustellen waren und daß vor allem ein moribunder, von den Ärzten aufgegebener Patient einen „gesunden", „geheilten" Eindruck machte, hatte keinen Einfluß auf Verbot und Verhinderung von Ukrain.

Dabei war schon damals der Nachweis erbracht, daß Ukrain sich im Grenzbereich zwischen gesundem und krebsig entartetem Gewebe anreichert und die Inhaltsstoffe eine Eigenfluoreszenz haben, welche die Abgrenzung und Erkennung des Tumors im umgebenden gesunden Gewebe gestattet.

Nachweisbar war ferner, daß Ukrain bei einem Drittel der Patienten eine Rückbildung von Tumorgewebe und Metastasen ohne alle jene Nebenwirkungen bewirkt, wie sie sämtliche Zytostatika der Schulmedizin zum Nachteil der Patienten aufweisen. Weder waren Schädigungen von gesunden Zellen oder der Schleimhäute noch Haarausfall zu befürchten. Auch bestand keine Unverträglichkeit. Diverse Laborbefunde ausländischer Forscher hatten bestätigt, daß der Sauerstoffverbrauch der Zellen unter Einwirkung von Ukrain signifikant ansteigt, wobei gesunde Zellen nach 15 Minunten zum Normalverbrauch zurückkehren, während Krebszellen nach dieser Zeit aufhören zu „atmen" und absterben.

War das nicht genau das, wonach alle Forscher suchten? In der Dokumentation für das Wissenschaftsministerium wurde

---

[7] Siehe Faksimile S. 49.

Universitätsprofessor
Dr. PETER WODNIANSKY
Facharzt für Dermatologie
Colloredogasse 33a, Wien 18
Ordination: Montag u. Donnerstag ab
Tel.-Nr. 34 22 68 Voranmeldung

Wien, 12. 6. 84

An das Ministerium für Wissenschaft und Forschung
Minoritenplatz 5., 1010 Wien

Sehr geehrter Herr Minister
Sehr geehrter Herr Kollege.

Vor etwa einem Jahr wurde ich als Dermatologe im
Rudolfinerhaus bei dem Patienten R   I   konsiliariter
zugesogen. Der Patient war wegen einer Lymphknotenschwellung in
der rechten Axilla operiert worden. Der histologische Befund
hatet Metastasen eines Melanoms ergeben. An der Haut des Oberar-
mes fand sich ein alter nävoider Herd, der allerdings völlig
inaktiv erschien. Im Gegensatz hinzu fand sich bei der Thor-
mälenschen Probe im Harn bereits schwach Melanin positiv. --
Da der Patient strahelen- und chemo- therapeutishce
Eingriffe ablehnte, begann Dr. Schmid mit einer Injektionskur
mit dem Präparat und nach den Richtlinien von Herrn Dipl. Ing.
Jaroslaw Waseyl Nowicky
Im Laufe der folgenden 9 Monate habe ich Herrn
R   I   mehrere Male gesehen und nachuntersucht: Er
macht bis heute einen gesunden — oder geheilten - Eindruck.
Dieses völlig ungewöhnliche Ergebnis   man erwartet
bei einem Patienten mit Melanom, der bereits Melanin im Harn
ausscheidet!. kaum noch Monate! - hat mich so beeindruckt,
dass cih Herrn Prof. Dr. Klaus Wolf, den Leiter der I. Univ.
Hautklinik, ersucht habe, das Präparat des Herrn Dipl. Ing.
Nowicky klinisch zu überprüfen. Professor Wolf hat dieser
Überprüfung ohne weiteres zugestimmt - so dass auch ich mich
an dieser Stelle dem Ersuchen um weitere Unterstützung anschlie-
ssen darf.
Hochachtungsvoll

Dr. PETER WODNIANSKY
Facharzt für Dermatologie
1180 Wien, Colloredogasse 33.
Tel. 34 22 68

eigens darauf hingewiesen: „Diese spezifische pharmakologische Wirkung auf maligne Zellen ist bis jetzt noch nie und für keine Substanz in der Literatur beschrieben worden."

Selbstverständlich war diese Dokumentation auch im Gesundheitsministerium bekannt und wurde dort nach ortsüblicher Nestroyscher Art „nicht einmal ignoriert".

Sektionschef Dr. Norbert Rozsenich, Leiter der Forschungssektion im Wissenschaftsministerium, bekundete als einziger förderndes Interesse an dieser so vielversprechenden Krebshilfe und ließ den Forscher nicht im Stich, ebnete Wege, wo es ging, doch für die Zulassung war allein das Gesundheitsministerium zuständig, wo bis heute alle Weichen auf Abwehr gestellt sind.

Als am 27. November 1984 mein zweiter Artikel über Ukrain in der „Wochenpresse" erschien, reagierte die Ärztekammer insofern, als sie den im Artikel genannten Ärzten ein Disziplinarverfahren anhängte. Wohlgemerkt nur den praktischen Ärzten. An Professor Wodnianski traute sich diese „Standesvertretung" doch nicht heran. Schließlich einigte man sich zwischen Ärzten und Disziplinarausschuß dahingehend, daß die Praktiker bei meinen Recherchen nicht hatten wissen können, daß ihre Aussagen in die Zeitung kämen. Ein Mangel an Logik, den man Akademikern wohl nicht zutrauen würde. Dabei wäre doch einzig von entscheidender Bedeutung gewesen, zu prüfen, warum Ukrain bei manchen Patienten wirkte, was sich nach den ersten Injektionen meist feststellen ließ, und warum es bei anderen keinerlei Wirkung zeigte.

Der Wiener Praktiker Dr. Thomas Kroiss, zu dem „hauptsächlich Patienten im fortgeschrittenen Stadium" kamen, „bei denen die Schulmedizin keinen Erfolg brachte", bestätigte dieses Phänomen schon damals bei der Hälfte seiner Patienten, aber auch, daß es in diesem fortgeschrittenen Stadium noch Remissionen gab. Eine exakte Untersuchung sei nur durch eine Universitätsklinik möglich, betonte Professor Wodnianski damals.

Doch dieser Weg war von Anfang an versperrt.

50

Behinderungen und „Zufälle"
häufen sich

Hatten sich anfangs gewisse Vorkommnisse noch als unangenehme Zufälle erklären lassen, so schien mit der Zeit so etwas wie ein System in die Sache zu kommen. Etwa dann, wenn Postsendungen ins Ausland oder von ausländischen Fachkollegen auffallend häufig niemals eintrafen oder Faxe „verlorengingen", weil die Verbindung nicht und nicht funktionierte. Auch hatte Nowicky das Gefühl, daß sein Telefon nicht immer abhörfrei war. Wichtige Telefongespräche führte er von da an aus einer Telefonzelle am Ring, obwohl eine direkt vor seinem Haus stand. Auch dieser traute er nicht. Wichtige Postsendungen gab er bei entlegenen Postämtern auf. Man hätte meinen können, er leide an Verfolgungswahn.

Dann passierte etwas, das mit bloßem Zufall nicht mehr zu erklären war. Nowicky arbeitete damals bereits im Labor der Technischen Universität unter den Fittichen von Professor Gutmann weiter an der Erforschung der Alkaloide des Schöllkrauts. Gutmann bestätigte mir, daß Nowicky oft bis tief in die Nacht mit seinen Versuchen beschäftigt war. Er hatte 26 neue Stoffe gefunden, die er dem kanadischen Wissenschafter Professor Andrejs Liepins von der Memorial University von Neufundland, mit dem er seit einiger Zeit zum Thema Ukrain korrespondierte, schicken wollte. Liepins hatte kürzlich über interessante Ergebnisse in vitro mit Ukrain berichtet.

Nowicky nahm von seinen 26 neuen Stoffen, die er in kleinen Fläschchen im Labor stehen und numeriert hatte, jeweils eine Probe, die er in kleine Glasröllchen einschloß. Er beauftragte den DHL-Expreßdienst mit dem Versand. Vor einem Angestellten dieser Firma wurden die Röllchen Stück für Stück in einen drucksicheren Umschlag verpackt, verklebt und das ganze in einem großen Umschlag versiegelt. Eine Liste des Inhalts lag bei. Schon vor Ausfolgung der Sendung wurde Liepins benachrichtigt, daß diese beschädigt sei. Sie war es tatsächlich, jedoch auf eigentümliche Weise. Der äußere Umschlag war an zwei zusammenstoßenden Seiten geöffnet und aus dem ebenfalls verschlossenen drucksicheren Umschlag waren sechs Phiolen durch Schnitte entfernt worden.

Professor Liepins fotografierte die Bescherung und teilte Nowicky die Nummern jener Phiolen telefonisch mit, die verschwunden waren. Dieser versprach, die Nummern nachzuliefern. Sie waren nach keiner Reihenfolge, sondern scheinbar wahllos entfernt worden. Doch nun mußte Nowicky zu seinem Erstaunen feststellen, daß genau dieselben Fläschchen auch aus seinem Labor verschwunden waren. Die eingeleiteten Nachforschungen ergaben lediglich, daß die Beschädigung der Sendung auf dem Flug zwischen Brüssel und den USA geschehen sein mußte.

Die fehlenden Substanzen stellten keinen besonderen Verlust dar, wenn man wußte, wie sie wieder herzustellen waren, auch hatten sie keineswegs größere Bedeutung als jene, die übriggeblieben waren. Nowicky sah es als „Psychoterror" an. „Das war irgendwer, der mir seine Macht zeigen wollte."

Professor Liepins warnte ihn auch vor dem nicht zu unterschätzenden Einfluß, den große Pharmakonzerne nicht nur auf Universitätskliniken hätten. Er gab ihm den Rat, „über die praktischen Ärzte zu gehen". Schließlich hätten diese Firmen Millionen in die Entwicklung von Zytostatika gesteckt und seien nicht willens, diese Summen vor deren Amortisierung in den Kamin zu schreiben.

Die erste Begegnung mit diesen Mächten hatte Nowicky tatsächlich bereits 1984 auf Rhodos anläßlich des Chemotherapie-Kongresses gemacht, zu dem er persönlich vom Präsidenten eingeladen worden war. Er sollte ein Referat über seine Ukrain-

Forschung halten. Doch bei seinem Eintreffen erfuhr er, daß sein Referat „aus Zeitgründen" gestrichen worden sei. Enttäuscht verließ er das Kongreß-Sekretariat und lief zufällig Präsident George Daikos über den Weg, der sich erkundigte, wann Nowickys Referat angesetzt sei, er wolle es unbedingt hören. Als er erfuhr, daß dafür keine Zeit vorgesehen sei, eilte er ins Sekretariat und setzte das Referat durch. Sponsernde Pharmafirmen, so erfuhr Nowicky später, hatten gedroht, den Geldhahn zuzudrehen, sollte Nowicky sprechen.

Es hatte freilich eine kurze Zeit gegeben, da ihn die Riesen der Branche hofierten. Ziemlich bald nämlich, als die ersten sensationellen Ergebnisse des neuen Präparates Ukrain bekannt wurden und die Fachwelt erfahren konnte, daß dieses neue Mittel nicht nur völlig untoxisch sei, durch Fluoreszenz Tumor und Metastasen sichtbar mache und Krebszellen angreife, ohne gesunde Zellen zu schädigen, und daß überdies weder Haarausfall noch extreme Übelkeit als Nebenwirkungen zu befürchten seien, da stellten sich der Reihe nach die großen Pharmakonzerne ein und versuchten mit für einen Einzelforscher riesigen Beträgen – bis zu hundert Millionen Dollar – dem Erfinder Patent und Know-how abzukaufen.

Als erste meldete sich jene Firma, die das für die Herstellung von Ukrain benötigte Thiotepa erzeugt, und lockte mit 80 Millionen Dollar. Später folgten zahlreiche andere, unter ihnen so große Konzerne wie Hoffmann-La Roche oder Bristol Myers. Trotz steigender Angebote lehnte der damals ziemlich mittellose Forscher beharrlich ab. Um keinen Preis wollte er seine Erfindung verkaufen, so unvorstellbar es auch für viele angesichts der lockenden materiellen Werte war. Er sah sich im Gegenteil dadurch nur noch mehr in seiner Arbeit bestätigt. Seither sieht er in so manchen Schwierigkeiten, die ihm auf diesem Weg begegnen, den langen Arm der abgeblitzten Mächte.

Tatsächlich können Zweifel aufkommen, ob es bei so manchen Vorkommnissen mit rechten Dingen zuging. Noch während seiner Dissertationszeit im Labor an der Technischen Universität, wo Nowicky laut Doktorvater Professor Gutmann „wie ein Besessener" arbeitete, war neben dem Diebstahl jener sechs Probefläschchen noch anderes Unliebsames passiert. Etwa das Verschwinden sämtlicher in Probefläschchen verwahrten Alkaloide seiner Forschung nicht nur aus dem Labor, sondern sogar aus dem Safe der Technischen Universität. Oder das böswillige Verwässern einer Lösung. Er hätte Tag und Nacht seinen Laborplatz in der Technischen Universität bewachen müssen. Doch wie zum Ausgleich dafür erwies sich das Vertauschen einer Lösung durch die Putzfrau als überaus hilfreich, indem es langwierige Versuche abkürzte.

Doch als es dann an das Ablegen der Rigorosen ging, konnte von Kleinigkeiten nicht mehr die Rede sein. Im März 1993 gab Nowicky seine Dissertation, wie vorgeschrieben, in sechsfacher Ausfertigung im Dekanat ab. Von dort gingen die Arbeiten gesetzeskonform noch zur Begutachtung an Dozent Dr. Thomas Kroyer, einen Spezialisten für Alkaloide, sowie an seinen Doktorvater Professor Gutmann. Beide bestätigten Nowicky, daß sie seine Dissertation nur positiv beurteilen könnten. Ebenso äußerte sich Professor Robert Ebermann von der Hochschule für Bodenkultur, den Gutmann um seine Meinung gebeten hatte. Das Dekanat legte daraufhin den Prüfungstermin für den 6. Mai 1993 fest.

Doch als Nowicky sich an diesem Tag zur Prüfung einstellte, erfuhr er, daß dieser Termin gestrichen sei. Er hatte keine schriftliche Verständigung erhalten, nur einen formlosen Telefonanruf, den er nicht zur Kenntnis nehmen mußte. Es hätte ja auch ein Scherz sein können, um ihn den Termin versäumen zu lassen.

Freilich begann er die keineswegs scherzhaften Hintergründe besser zu verstehen, als ihm ein Formular überreicht wurde mit der Aufforderung, zwei neue Gutachter zu nennen.

Der abgeblitzte Prüfling, der sich umsonst in seinen besten

Anzug geworfen hatte, ging, eisern entschlossen, nicht klein beizugeben, der Sache nach und erfuhr von Gutmann, daß der Dekan Professor Stachelberger beiden Professoren die Weisung erteilt hatte, keine schriftlichen Gutachten abzugeben. Ohne schriftliche – positive – Gutachten darf auch kein Rigorosum abgenommen werden.

Zu Gutmann, erfuhr Nowicky, habe der Dekan gesagt, er, Gutmann, sei kein Alkaloid-Spezialist und könnte sich „blamieren", was schon insofern haarsträubend war, als der international anerkannte Chemiker Gutmann, der mehrere Doktorate besaß, von 80 Prozent der Themen, die in Nowickys Dissertation vorkamen, Mitautor in Fachpublikationen war und in zwei weiteren als Referenz genannt wurde.

Das nützte freilich alles nichts, denn Professoren sind ihrem Dekan gegenüber weisungsgebunden und konnten dem ziemlich verzweifelten, im Endspurt zu Fall gebrachten Prüfling auch nicht helfen. Der wußte nun, daß er ein weiteres Semester verlieren würde. Außerdem stand die Emeritierung von Professor Gutmann bevor, womit Nowicky seinen Gönner und Doktorvater verlieren würde und alles von vorne angehen müßte.

Doch Nowicky gab nicht auf. Zu viele Rechtsverletzungen hatte er in den Jahren in Wien schon erfahren müssen, und so sondierte er vorerst, ob dieser Fall nicht ähnlich gelagert sei. Er stieß beim Studium der Hochschulgesetze bald auf das einschlägige Bundesgesetz (BGBl Nr. 2/1989), mit dem in § 27, Abs. 2 die „Zulassung zu Prüfungen und die Prüfungsordnung" geregelt sind. Dieser gesetzlichen Regelung entnahm Nowicky, daß „der Universitätslehrer, der den Verfasser einer Dissertation betreut hat, *jedenfalls* zum Gutachter zu bestellen" sei. „Der zweite Gutachter kann einem nahe verwandten Fach entnommen werden." In Nowickys Fall war dieser sogar ein Spezialist.[8] Der verhinderte Prüfling bat um einen Termin beim Rektor.

---

8 Siehe Text aus § 26, Abs. 9 der Prüfungsordnung, Faksimile S. 56.

(9) Die Diplomarbeiten sind von einem, die Dissertationen von zwei Begutachtern innerhalb von höchstens sechs Monaten zu beurteilen. Die Begutachter sind vom Präses der zuständigen Prüfungskommission aus deren Mitgliedern auszuwählen. Der Universitätslehrer, der den Verfasser einer Dissertation oder Diplomarbeit betreut hat (§ 5 Abs. 2 lit. g^{12})), ist jedenfalls zum Begutachter zu bestellen. Der zweite Begutachter kann einem nahe verwandten Fach entnommen werden. Gehört der Begutachter der Prüfungskommission nicht schon gemäß Abs. 3 oder 7 an, so tritt er in sie für die Prüfung des von ihm betreuten Kandidaten ein. Begutachter haben dem Prüfungssenat (Abs. 10) anzugehören, doch ist im Verhinderungsfall eine Vertretung zulässig. Können sich die Begutachter einer Dissertation über die Approbation und die Benotung nicht einigen, so hat der Präses der Prüfungskommission, sofern sich der Kandidat nicht mit der ungünstigeren Benotung einverstanden erklärt, einen dritten Begutachter zu bestellen, der zumindest einem nahe verwandten Fach angehören muß. Die Begutachtung der Dissertation durch den dritten Begutachter hat innerhalb von höchstens sechs Monaten zu erfolgen. Für die Approbation und die Benotung ist die Mehrheit der Gutachter maßgebend.

Die Sache kam jedoch von anderer Seite ins Rollen. Sektionschef Dr. Norbert Rozsenich vom Wissenschaftsministerium erfuhr von diesem Vorfall, den auch er nur als Rechtsverletzung einstufen konnte, und machte als vorgesetzte Behörde dem ganzen Verhinderungsspuk ein abruptes Ende.

Weil alles im akademischen Bereich seine Weile braucht, zu Semesterende Prüfungstermine rar sind und auch der Eifer für eine Wiedergutmachung dieser Rechtsverletzung nicht besonders ausgeprägt, mußte Nowicky bis in den Herbst warten, um seine Rigorosen – mit Erfolg – abzulegen und endlich zum Doktor der Naturwissenschaften gekürt zu werden. Sein in Lwow (Lemberg) an der Polytechnischen Hochschule erworbener akademische Grad eines Ingenieurs der Elektrotechnik-Nachrichtentechnik war bereits 1975, noch ehe er die österreichische Staatsbürgerschaft erhalten hatte, durch die Technische Universität Wien nostrifiziert worden. Da er mit Abschluß des Studiums seinen Arbeitsplatz an der Technischen Universität verlor, richtete er sich ein eigenes Labor ein, dessen Adresse er selbst guten Freunden verschwieg. Er konnte den Verdacht, daß sein Telefon abgehört, er selbst überwacht werde, nicht loswerden. Gab es doch immer wieder Zeiten, in denen sein Telefon stundenlang stumm blieb oder Anrufer nicht durchkamen. Auch gab es Anrufe, und wenn er abhob, war niemand dran.

Ein niemals aufgeklärter Bosheitsakt hätte sogar lebensbedrohend sein können. Am 10. Oktober 1993 hatte er abends einen Freund zu sich nach Hause gebracht, hatte sein Auto in der Laimgrubengasse abgestellt, war kurz hinaufgegangen, um anschließend noch wegzufahren. Als er wieder zu seinem Wagen kam, fiel ihm ein merkwürdiger ätzender Geruch auf, den er schließlich als von den Reifen ausgehend lokalisierte. Sie waren mit Säure begossen worden.

Wäre er, wie meistens, gleich zu Hause geblieben, hätte er tags darauf nichts mehr gerochen, und irgendwann wären die Reifen von der Säure zerfressen worden. Seine Schwester und Professor Liepins aus Kanada, die er hatte nach Hause bringen wollen, konnten diesen Vorfall bestätigen.

Die ganzen Jahre über lebte er in der ständigen Angst, auch noch sein Notquartier zu verlieren. Inzwischen war ein drittes Kind zur Welt gekommen, in den zwei Zimmern wurde es immer enger. Trotz mehrerer Rechtsanwälte, die er in der vergeblichen Hoffnung beschäftigte, doch noch zu seinem Recht und damit zu einer Entschädigung zu kommen, wurde die Delogierung nicht aufgehoben. Die Wohnung, die er verlassen hatte müssen, stand leer.

Nowicky sah ein, daß er um jeden Preis zu einer Eigentumswohnung kommen mußte. Zudem entsann er sich, daß ein ukrainischer Bauer, von dem es hieß, daß er in die Zukunft sehen könne, ihm vorhergesagt hatte, noch im Jahr 1992 würde er ein Haus besitzen. Es war zwar dann kein Haus, aber eine geräumige Wohnung, zu der er durch puren Zufall kam. Unter merkwürdigen Begleitumständen, die niemals aufgeklärt wurden.

Es war im November 1992, Nowicky hegte berechtigte Zweifel an der bäuerlichen Vorhersage, als er im Vorbeigehen an einem Wohnhaus in der Margaretenstraße ein Schild sah: „300 m^2 Wohnfläche im Eigentum zu vergeben." Es war wie ein Wink des Schicksals.

Er wandte sich eilends an den Vermittler, erfuhr von diesem, daß noch andere Bewerber auf diese Wohnung spitzten und der in Deutschland lebende Besitzer in wenigen Tagen nach Wien kommen und den ihm genehmen Käufer auswählen werde.

Nowicky wandte sich an seine Bank, eine Filiale der Länderbank, heute Bank Austria, um die Möglichkeit eines Kredits zu erkunden, erhielt einen positiven Bescheid und wartete mit Ungeduld auf den Termin. Daß die angepeilte Wohnung bisher ein riesiger Schauraum für Friseurbedarf gewesen war und daher sehr beträchtlicher Umbauten und Adaptierungen bedurfte, störte ihn nicht. Mit Hilfe von Freunden und Verwandten würde das schon werden.

Der Tag des Gesprächs mit dem Wohnungsbesitzer kam, und Nowicky hatte alle Chancen. Denn der Herr aus Deutschland war in der Ukraine gewesen, hatte von dort die besten Erinnerungen mitgebracht, hatte vor allem vor vielen Jahren seine rumänische Heimat verlassen müssen und wußte daher um die Schwierigkeiten der Emigranten. Er gab Nowicky den Zuschlag. Vor einem Notar im Beisein des Vermittlers wurde vereinbart, daß die Kaufsumme bis 3. Dezember 1992, also in wenigen Wochen, zu erlegen sei, widrigenfalls die Wohnung anderweitig vergeben würde.

Nowicky verließ gemeinsam mit dem Eigentümer der von ihm soeben – zumindest theoretisch – erworbenen Wohnung das Büro des Vermittlers, sie gingen gemeinsam ein Stück zu Fuß, besprachen noch einiges, und erst als sie sich trennten, meinte der Verkäufer, Nowicky solle sich wegen des Zahlungstermins keine Sorgen machen. Falls er bis zum 3. Dezember die Kaufsumme noch nicht habe, bleibe er ihm jedenfalls bis zum 31. Dezember im Wort. Bei diesem Gespräch waren keine Zeugen zugegen. Nowicky war völlig beruhigt, die Bank hatte ihm ja den Kredit verbindlich zugesagt. Einen Tag vor der Fälligkeit wurde er von der Länderbankfiliale angerufen. Zu seiner Verblüffung teilte ihm der dortige Beamte mit, daß er den Kredit leider nicht bekommen könne. Falls er jedoch bereits Verbindlichkeiten eingegangen sei, so rate er ihm zur Klage.

Auf Nowickys ratloses „Warum?" kam die sibyllinische Auskunft: „Gehen Sie an Ihren Briefkasten, dort werden Sie die Antwort finden." In seinem Postkasten fand er einen Brief vom Finanzamt mit der Mitteilung, daß er eine Million Schilling Vermögenssteuer nachzuzahlen habe.[9]

Bei Steuerschulden, das war ihm klar, gab es keinen Kredit. Doch woher diese Steuerschulden kamen, blieb ihm völlig rätselhaft, hätte er doch gemäß dieser Forderung ein Vermögen von 100 Millionen besitzen müssen, wovon keine Rede sein konnte.

Der nächste Weg führte ihn zum Steuerberater, der gleichfalls vor einem Rätsel stand. Doch einige Tage später, nach dem 3. Dezember, dem vor Zeugen vereinbarten Fälligkeitstermin, kam der trockene Bescheid vom Finanzamt, daß die Millionenforderung ein Irrtum gewesen sei.

Wer immer diese Rechnung gemacht hatte, sie ging nicht auf, denn Nowicky konnte sich nun auf den mündlich vereinbarten Termin berufen, den der Eigentümer auch bestätigte.

Nowicky hatte nun keine Lust mehr, etwaigen weiteren Fußangeln zu begegnen, und beschaffte sich die Kaufsumme bei Freunden und der Familie seiner Frau. Nun hatte er endlich eine Wohnung, aus der ihn keiner mehr verjagen konnte, und nach langwieriger Restaurierung konnte die Familie zwei Jahre später einziehen.

Vor unliebsamen Überraschungen war er freilich auch weiterhin nicht gefeit. Eine davon bereitete ihm seine Bank bei einem Thailand-Geschäft.

Eine thailändische Pharmafirma wollte für den asiatischen Raum die Vertretung von Ukrain übernehmen, nachdem auf internationalen Kongressen immer öfter über Ukrain referiert

---

[9] Siehe Faksimile S. 60.

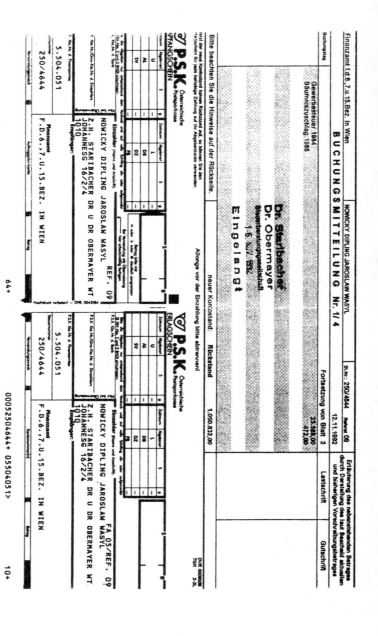

worden war. Nowicky sollte seine Ukrain-Ampullen in großen Mengen nach Thailand schicken, sobald die dortige Firma die entsprechende Summe an seine Bank eingezahlt hätte. Dazu brauchte er die Bestätigung seiner Bank, daß ein Nowicky gehörendes Konto tatsächlich vorhanden sei. Die Bank verweigerte jedoch ihren Stempel, brachte solcherart Nowicky um ein Millionengeschäft und sein Finanzamt um die entsprechenden Einnahmen.

Ähnliches begab sich mit Kuwait, wo klinische Studien mit sehr gutem Erfolg gemacht worden waren und wohin er sein Präparat in größeren Mengen liefern sollte. Diesmal erhob das Gesundheitsministerium Einspruch gegen eine amtliche Bestätigung, wonach eine in Österreich eingetragene Firma des Dr. Nowicky tatsächlich existiere. Zu diesem Zeitpunkt besaß Nowicky zwar seit Juni 1988 ein Konzessionsdekret[10], das ihn zur Eintragung seiner Firma in das Handelsregister ermächtigte. Diese Eintragung hatte er allerdings damals noch nicht vornehmen lassen, so daß die Gesundheitsbehörde mit ihrer Ablehnung formal im Recht war. Hier wäre nun jene Beratung angezeigt gewesen, deren Unterlassung vom Wissenschaftsministerium so gerügt wird. Denn beide Zulassungsbeamten bei der Gesundheitsbehörde kannten Nowicky von zahlreichen Vorsprachen, und es hätte wohl nur eines Telefonanrufes bedurft, um ihn auf die versäumte Eintragung hinzuweisen und anschließend die erbetene Bestätigung auszustellen.

Solcherart war das Kuwait-Geschäft erfolgreich verhindert worden und damit aber auch weitere klinische Erprobungen, die Krebspatienten hätten helfen können.

---

10 Siehe Faksimile S. 62.

Magistrat der Stadt Wien

Magistratisches Bezirksamt für den 6./7. Bezirk

M BA 6/7 - Gew 51228/1/88   Wien, 15. Juni 1988

Reg. Zl. 4989/k/6/7

Konzessionsdekret

Gemäß § 343 Abs. 1 der Gewerbeordnung 1973.

Gewerbeinhaber:	Herr Dipl.Ing. Wassil N o w i c k y
geboren am:	15. Oktober 1937
in:	Pidute/UdSSR
Staatsangehörigkeit:	Österreich

Konzession:

Herstellung von zur arzneilichen Verwendung bestimmten Stoffen und Präparaten, von Giften usf. mit den Berechtigungen nach § 220 Abs. 1 Z. 1 GewO 1973, beschränkt auf neue Salze von Alkoloidderivaten von Thiophosphorsäure gemäß der unter der Nummer 354644 patentierten Erfindung auf Grund der mit Bescheid des Bundesministeriums für wirtschaftliche Angelegenheiten vom 10. Februar 1988, Zl. 310.747/2-III/5/87, erteilten Nachsicht vom vorgeschriebenen Befähigungsnachweis

Standort: Wien 6., Laimgrubengasse 19, eingeschränkt in diesem Standort auf die Ausübung des Bürobetriebes

Die Konzession wurde mit dem Bescheid des Amtes der Wiener Landesregierung vom 18. Mai 1988, MA 63 - N 37/88, erteilt.

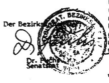

Der Bezirks...

Dr. ...
Senats...

Das Gericht bestätigt, daß die von der Partei (vom Gerichte) angefertigte Abschrift (Ablichtung) mit der Urschrift übereinstimmt.
Urkunde aus ..... Bogen bestehend, mit ...
gestempelt, zur Zahl .....
angezeigt, zur Zahl .....
vergebührt, Befund .....

Bezirksgericht ...
1011 Wien, ...

WENN DIE BEHÖRDE NICHT WILL

Ehe ein Medikament in den Apotheken verkauft und von den Sozialversicherungen bezahlt wird, muß es von der Gesundheitsbehörde zugelassen werden. Eine eigene Abteilung im Gesundheitsministerium befaßt sich mit dem von Vorschriften strotzenden Instanzenweg, der rasch, bürokratisch oder verhindernd ausgelegt sein kann.

Im Fall Nowicky und Ukrain wäre es erstaunlich gewesen, hätten sich die Hindernisse nicht auch rund um die Zulassung getürmt. Wobei Nowicky die Beobachtung machen mußte, daß bei der Behörde mit zweierlei Maß gemessen wird. So konnten ausländische Präparate großer Pharmafirmen, selbst wenn sie im Ursprungsland nicht zugelassen waren, mit besserer Behandlung und rascherer Genehmigung rechnen als ein heimischer Außenseiter.

1986 versuchte Nowicky zum erstenmal sein Glück und reichte seine neue pharmazeutische Spezialität zur Krebsbekämpfung bei der Zulassungsbehörde ein. Nach unglaublich langer Zeit und vielen Urgenzen erhielt er den Bescheid, daß seine Unterlagen mangelhaft wären und vieles nachzuliefern sei. Von da an zog sich die immer gleiche Antwort „ungenügend" wie ein Refrain durch alle Versuche, mittels der stetig erweiterten Unterlagen eine Zulassung von Ukrain zu bewirken.

Da gibt es zum Beispiel die Vorschrift, daß für die Zulassung jene Firmen zu nennen seien, die für Herstellung und Ampullierung verantwortlich zeichnen würden. Nowicky gab die beiden Firmen, Topoplan und Gerot, deren schriftliche Zusagen er hatte, dem Ministerium bekannt. Worauf beide Firmen plötzlich ihre Zustimmung zurückzogen. Hinter vorgehaltener Hand erfuhr er, daß auf beide Firmen „Druck ausgeübt" worden sei. Nun mußte er andere Firmen gewinnen, doch teilte er den zuständigen Beamten mit, daß er deren Namen erst bei Erteilung der Zulassung bekanntgeben werde.

Wenn es auch nicht verwunderlich ist, daß ein Außenseiter, dem zwangsläufig die Routine bei einer Erstzulassung fehlt, verschiedenes auf Wunsch der Behörde nachreichen muß, so zogen sich doch diese Nachreichungen für den „Bittsteller" auf schikanöse Weise dahin. Nicht nur Nowicky empfand das so. Auch Sektionschef Rozsenich von der Forschungssektion des Wissenschaftsministeriums bezeichnete die Art, wie Nowicky von den Beamten der Gesundheitsbehörde behandelt wurde, als wenig hilfreich. „Was mich empört, ist, daß sie ihn nicht beraten", meinte er anläßlich eines Gesprächs zu diesem Thema. Schließlich hatte Rozsenich die Forschungsarbeit von Nowicky bereits seit 1978 verfolgt und immer wieder unterstützt. Beispielsweise mit dem über Professor Kuffner gewährten Werkvertrag von 300.000 Schilling zur Weiterforschung an den Alkaloiden. Und ebenso später. Als der vom Gesundheitsministerium bestellte Gutachter Dozent Dr. Heribert Pittner in einem seiner stereotyp negativen Gutachten auf eine Schwachstelle in der Analytik hingewiesen hatte, die freilich nur mit Hilfe eines teuren Geräts behoben werden konnte, das dieses Institut der Technischen Universität nicht besaß, bewilligte Rozsenich dem Institut von Professor Gutmann 1,5 Millionen Schilling zum Ankauf dieses der Technischen Universität schon lange fehlenden Geräts.

Anfangs noch unverdrossen, legte Nowicky, der seit 1993 den Doktorgrad besaß und nicht länger als spinnender Phantast abgetan werden konnte, immer neue Unterlagen zu seinem Zulassungsgesuch vor. Doch immer wieder erwies sich das Herbeigeschaffte als noch immer nicht ausreichend. Auch kam es zu Grotesken, die das Schikanöse des Verfahrens enthüllten.

Von den für die Zulassung zuständigen Beamten waren Untersuchungen verlangt worden, die Nowicky, um ganz sicher zu

64

gehen, bei einem Gutachter für Chemie sowie einem Toxikologen in Auftrag gab und auch bezahlte. Später zerpflückten ebendiese beiden als Gutachter des Ministeriums ihre eigene Arbeit als „nicht wissenschaftlich" und nicht dem neuesten Standard entsprechend. Sie mußten vergessen haben, daß es ihre eigene (schlampige?) Arbeit gewesen war.

Kein Wunder, daß die vielen immer wieder geforderten Nachreichungen zu einer gewissen Verwirrung innerhalb des Aktes beitrugen, da die anfängliche Ordnung durch die neuen Unterlagen offenbar in beträchtliches Durcheinander geriet.

Gutachter Pittner, der bereits im Jänner 1989 sowie im Mai und im Juni 1990 negative, beziehungsweise „ergänzende" Stellungnahmen abgegeben hatte, war denn auch in seiner neuerlichen, wiederum negativen Stellungnahme vom April 1991 eine gewisse Gereiztheit anzumerken, wenn er von „mühevoller gutachterlicher Kleinarbeit" schrieb und anmerkte, daß „so wie bei früheren Eingaben (…) auch diesmal alle Unterlagen völlig ungeordnet der Behörde vorgelegt" worden wären. (In diesem Gutachten wurden jene Nachweismethoden für tertiäre und quartäre Alkaloide des Schöllkrauts verlangt, die jenes dann vom Wissenschaftsministerium bewilligten Apparates bedurften.) Nowicky erinnert sich auch, daß mehrmals von ihm beigebrachte Unterlagen zurückgewiesen wurden, um dann später doch verlangt zu werden.

Bemerkenswert an Pittners Gutachten von 1991 ist der ausdrückliche Hinweis auf ein Screeningprogramm des National Cancer Institute (NCI) aus den USA, „das an 60 Zellinien (8 Typen menschlicher Krebserkrankungen) für Ukrain interessante tumorhemmende Wirkungen" zeigt. „Ähnliche günstige In-vitro-Ergebnisse wurden auch in Einzelberichten anderer Autoren aus den USA, Polen und Japan berichtet."

Trotzdem spricht sich der Gutachter weiterhin gegen eine Zulassung aus, gibt in seiner Stellungnahme immerhin zu, daß die „vorgelegten In-vitro-Studien zur antiproliferativen Aktivität als derart interessant zu bewerten" sind, „daß eine Weiterentwicklung des Präparates zu rechtfertigen ist".

Auch stimmte Pittner mit Nowicky überein, daß „die derzeit gebräuchliche zytostatische Therapie sehr aggressiv ist und die Lebensqualität der Patienten massiv einschränkt". Warum sich Gutachter Pittner dennoch gegen eine Zulassung von Ukrain aussprach und Vorschriften ins Treffen führte, um die er gar nicht gebeten worden war, um solcherart den Beamten der Zulassungsbehörde die Ablehnung zu erleichtern, und auch am 16. November 1992, wo „letztmalig zu den einzelnen Teilen der Dokumentation und ihren Mängeln Stellung genommen" wurde, auf seinem negativen Standpunkt verharrte, ist schwer verständlich. Tatsache ist jedenfalls, daß Pittner 1996 plötzlich nicht mehr als Gutachter aufscheint. Es hieß sogar, er sei suspendiert worden.

Freilich schienen den zuständigen Beamten vom Gesundheitsministerium die negativen Stellungnahmen Pittners ins Konzept zu passen, denn mehrfach wurden Unternehmer, die sich für Ukrain interessierten, darauf hingewiesen, daß mit einer Zulassung dieses Krebstherapeutikums nicht zu rechnen sei. So wurde bereits zu einem sehr frühen Zeitpunkt einem potentiellen Investor[11] geraten, keine Investitionen in dieses Produkt zu riskieren: „Das ist hoffnungslos."

Und als 1997 der Vertreter einer großen holländischen Firma im Ministerium vorsprach, weil er die Vertretung von Ukrain übernehmen wollte, um es gegen Osteoporose einzusetzen, mußte er zu seiner Verblüffung die dezidierte Feststellung hören: „Ukrain wird nie zugelassen." Es sah so aus, als wären die Beamten Erfüllungsgehilfen jenes Professors, von dem ein Ohrenzeuge Nowicky den bemerkenswerten Ausspruch berichtete: „Selbst wenn 99 Prozent im vierten Stadium geheilt werden, lasse ich Ukrain nicht zu."

---

[11] Name ist der Autorin bekannt.

Jedenfalls hat der aus geheimnisvollen Gründen im Gesundheitsministerium bei den zuständigen Beamten einmal gefaßte Vorsatz, Ukrain nicht zuzulassen, immer wieder Interessenten und Investoren abgeschreckt. Damit solche Vorkommnisse nicht ins Reich der Fabel verwiesen werden können, liegen beglaubigte eidesstattliche Aussagen solcher Interessenten vor.

Lange Aktenwege waren der Verzögerungstaktik gleichfalls von Nutzen. So etwa reichte Nowicky am 30. Dezember 1993 eine vergleichende klinische Studie bei der Abgabestelle des Ministerium ein. Dort sollte sie lediglich einen Stempel erhalten und dann zwecks Weiterbeförderung an den Gutachter ins Nebenzimmer wandern. Nowickys Eingabe wurde erst einmal vier volle Wochen gelagert, ehe sie den Stempel erhielt. Im Nebenzimmer blieb sie weitere zehn Tage liegen, um dann endlich ins Institut des Gutachters zu gelangen. Dieser war immer noch Pittner, dessen negative Stellungnahme allerdings bereits fünf Tage später feststand.

„Der methodische Ansatz ist nicht ausreichend“, monierte er[12]. Auch gebe es keinen Prüfplan, „die Zielkriterien sind nicht festgelegt“. Aus der Studie ginge nicht hervor, „was Ukrain ist: ein Zytostatikum oder Immunstimulans. Die Studie entspricht nicht dem, was an Kriterien für klinische Studien im Westen verlangt wird.“ Sie war nämlich am Institut für Onkologie der Staatlichen Ukrainischen Medizinischen Universität von Kiew durchgeführt worden. Dort hatte man sich aus gutem Grund für eine neue Krebstherapie interessiert, wie aus den einleitenden Sätzen der Studie ersichtlich wird:

„Die Aktualität der Krebsproblematik auf Grund der Tschernobylnachwirkungen und nach Entscheidung der Ethischen Kommission des Instituts für allgemeine Chirurgie und des Instituts für Onkologie der Staatlichen Medizinischen Universität Kiew“ war 1992 ausschlaggebend gewesen, um eine „wis-

---

12 Telefongespräch vom 15. 2. 1994.

senschaftlich klinische Untersuchung der Anwendung von Ukrain als Therapie bei kolorektalen Krebsen (Dickdarmkrebs) durchzuführen". Nowicky hatte, wie eigens vermerkt ist, „an die 1000 Ampullen Ukrain kostenlos zur Verfügung gestellt".

„Zweck dieser Arbeit war es", so hieß es weiter, „die Anwendbarkeit einer Ukrain-Monotherapie bei kolorektalen Krebsen unter ungünstigen anthropogenetischen Faktoren darzustellen."

Ungerührt blieb Gutachter Pittner auch bei der Konklusion dieses klinischen Berichts, die einiges sehr Bemerkenswertes enthält:

„Die durchgeführten Untersuchungen bestätigen die Ergebnisse der guten Verträglichkeit und Atoxizität von Ukrain. Analysen zeigen, daß die Ukrain-Therapie eine bedeutende Verbesserung des Allgemeinzustandes (Lebensqualitätsverbesserung) bei Patienten mit fortgeschrittenen kolorektalen Karzinomen bewirkt im Vergleich zur komplexen konventionellen Therapie. Es erlaubt, Patienten vom inoperablen in den operablen Zustand zu bringen und damit die Lebensdauer zu verlängern."

„Eine wichtige Eigenschaft von Ukrain", so heißt es weiter, „ist seine Korrekturfähigkeit des Immunstatus, was besonders aktuell bei der onkologischen Behandlung ist (...)"

Verbesserung der Lebensqualität, Korrektur des Immunstatus, Inoperables in Operables zu bringen – das alles machte auf den Gutachter keinen Eindruck. Um die neuerliche Ablehnung zu begründen, monierte er, daß aus der Studie nicht hervorginge, welche Immunstimulatoren die mit der üblichen Chemotherapie behandelten Kontrollpatienten erhalten hätten. Auch hätten beide Gruppen nicht angesprochen. Von Remission sei ebenfalls nicht die Rede.

Es hatte sich in beiden Gruppen zu je 15 Patienten um austherapierte Fälle gehandelt, also um solche, bei denen nur noch der Tod zu erwarten war. Pittner mußte die Studie nur sehr oberflächlich gelesen haben, denn ausdrücklich hieß es dort, daß die mit Ukrain behandelten Patienten, abgesehen von der Besserung ihres Allgemeinzustandes, zu 72,4 Prozent eine mittlere Überlebenszeit von eineinhalb Jahren erreichten, wogegen die Patienten der Kontrollgruppe neben einer Verschlechterung des Allgemeinzustandes diese Überlebenszeit nur zu 43,4 Prozent aufwiesen.

Wenn auch diese Studie nicht nach „westlichen Kriterien" erstellt war, hätte sie sicherlich mehr Aufmerksamkeit verdient. Angesichts der Tatsache, daß jährlich, wie die Statistik ausweist, allein in Österreich weit über 2000 Patienten an Darmkrebs sterben, bleibt es unverständlich, daß sich nicht wenigstens eine onkologische Station zur Wiederholung bereitfand.

Doch was immer Nowicky versuchte, er konnte es der Zulassungsbehörde nie recht machen. Überall gab es Sperren, Verbote, Behinderungen. Als hätte man sich von Anfang an verschworen, Ukrain keine Chance zu geben. So hatte Professor Spängler bereits 1979/80 das Phänomen der Akkumulierung von Ukrain um die Krebszellen sowie die Fluoreszenz im Krebsbereich untersucht. Das war eine sensationelle Entdekkung, deren Bedeutung für die Diagnostik nicht zu übersehen war. Auch ergab eine Untersuchung des Harns nach einer Ukrain-Gabe, daß bei Vorliegen eines Krebses die Ergebnisse andere waren als bei Gesunden.

„Es war sehr vielversprechend", erinnerte sich Spängler im März 1998.[13] „Ich habe ihm (Nowicky) geraten, mehrere gleichgeartete Fälle zu verfolgen." Etwa eine Patientenreihe mit Lungenkrebs oder Darmkrebs, nicht nur Einzelfälle. „Mein Spital ist zu klein, um das zu machen." Er habe nie so viele gleichgeartete Krebsfälle in einem kürzeren Zeitraum.

Spängler hatte damals den Eindruck, daß Ukrain indirekt über das Immunsystem wirke. „Ich habe weiter einige Patienten behandelt."

---

[13] Gespräch mit der Autorin.

Im Frühjahr 1985 erklärte sich Dozent Salzer von der Ersten Universitätsfrauenklinik bereit, klinische Studien durchzuführen. Was freilich sofort vom Gesundheitsministerium mit dem Hinweis blockiert wurde, daß die toxikologischen Prüfungen nicht den GLP-Bestimmungen (Good Laboratory Praxis) entsprechend durchgeführt worden wären. Die toxikologische Unbedenklichkeit war freilich längst vom Pharmakologischen Institut der Universität Wien bescheinigt worden. Es war reine Prinzipienreiterei.

Erst vor einigen Jahren habe er ein Gutachten für das Wissenschaftsministerium erstellt, erzählte Spängler 1998. Damals habe es einen ersten Ansatz gegeben, eine kontinuierliche Untersuchung möglich zu machen. Ob er Ukrain befürwortet habe? „Na freilich!"

Als endlich 1993 der Arzneimittelbeirat die Bewilligung für breite klinische Studien erteilte, erwiesen sich diese als undurchführbar. Die Kosten waren so hochgeschraubt, daß Nowicky gar keine Chance hatte, sie zu bezahlen.

In genau diesem Jahr waren nämlich die Zulassungsbedingungen verschärft und damit so teuer geworden, daß kleine Firmen nicht mehr zum Zug kommen konnten, große Konzerne hingegen begünstigt waren. „Heute muß man mit 500 Millionen Dollar alles in allem bis zur Zulassung rechnen", bestätigt der deutsche Biologe Harald von Eick[14], der zehn Jahre in einer Pharmafirma werkte und den Betrieb von innen kennt. Diese hohen Summen könnten nur große Konzerne aufbringen. Bezeichnenderweise sei von dieser Seite auch kein Protest zu vernehmen gewesen, als diese kostenintensive Verschärfung kam. „Solche Stimmen hat es nur aus dem Mittelfeld gegeben und den kleinen Pharmafirmen, die jetzt keine Chance mehr haben, ihre Mittel, so gut sie auch sein mögen, auf den Markt zu bringen." So von Eick.

---

[14] Telefongespräch vom 14. 3. 1998.

Die Konkurrenz war ausgeschaltet.

„Durch die Elefantenhochzeit der Pharmariesen wird sich dieser Prozeß noch verschärfen", meinte von Eick. „Die mittlere und kleine Konkurrenz ist aus dem Weg geräumt, und da fragt sich, ob nicht auch in diesem Fall Pharmaindustrie und Behörden zusammengearbeitet haben, die seit eh ein überaus inniges Verhältnis unterhalten. Unsere Kartellgesetze sind offenbar nicht gut genug, um solche Zusammenschlüsse zu verhindern."

Und vom Allgemeinen auf den Fall Nowicky kommend: „Ohne Vertriebsorganisation wird das nicht gehen." Er meinte das weltweit.

„Das klinische Bild sieht gar nicht schlecht aus. Aber die Behörde kann immer aus formalen Gründen die Zulassung zurückweisen. Man kann – schon heute – viele Studien anführen, die zeigen, daß es den Ukrain-Patienten besser ging, während der Zustand der Vergleichsgruppe immer schlechter wurde."

Aus diesem Grund allein, so von Eick, „wäre es eine ethische Verpflichtung, die Substanz vorläufig zuzulassen. Sollten die jetzt laufenden Studien nicht zu dem behaupteten Ergebnis führen, kann die Zulassung zurückgezogen werden." Dann nämlich hätte „Nowicky die Chance, durch Verkauf von Ukrain die verlangten Kriterien zu finanzieren".

Im selben Jahr, in dem die Zulassungsbestimmungen so drastisch verschärft wurden und das Gesundheitsministerium endlich die Bewilligung für klinische Studien mit Ukrain gab, fand im Ministerium wieder einmal ein Gespräch mit Nowicky statt, das ihm die Aussichtslosigkeit seiner Bemühungen klarmachen sollte. Anwesend waren in diesem November 1993 die Zulassungsbeamten Jentzsch und Michtner sowie deren Sektionschef Liebeswar und der chancenlose Petent Nowicky. Thema: Klinische Studie.

Für einen Einzelforscher sei dies unmöglich. „Nur eine größere Firma kann klinische Untersuchungen machen lassen."

Fast triumphierend, wie sich Nowicky erinnert, wurde ihm mitgeteilt, daß die Gesamtkosten sich auf 100 Millionen Dollar belaufen würden. Daher ohne Firma keine Chance.

„Welche Firma?" fragte Nowicky.

„Das ist gleich", war die Antwort.

Darauf Nowicky: „Wem wird das bezahlt?"

Und wieder: „Das ist gleich."

„Wenn es Ihnen gleich ist, gründe ich selbst eine Firma."

Und Nowicky, der noch immer nicht daran dachte aufzugeben, gründete die NOWICKY PHARMA.

Natürlich erwiesen sich in der Folge klinische Studien als undurchführbar. Pro Patient hätte Nowicky mindestens eine Million Schilling hinblättern müssen. Und auch als das Wissenschaftsministerium wieder einmal helfend eingreifen wollte, gab es an den in Betracht kommenden Kliniken „keine Patienten". Sie waren bereits für andere Pharmafirmen „reserviert", bei deren Produkten sich die Zulassungsbehörde freilich weit weniger heikel gebärdete.

So tauchte beispielsweise in ebendiesem Jahr 1993 das Krebsmittel Taxol der US-Firma Bristol-Myers (Firmensitz Chicago) auf, das für seine Zulassung klinische Studien an nur 17 Patienten ohne Beschränkung und ohne Vergleichsgruppe vorlegen mußte.

Taxol, von der karibischen Bristol-Myers-Filiale in Mayaguez, Porto Rico, entwickelt und von Bristol-Myers Squibb in Wien vertrieben, ist ein hochtoxisches Krebsmittel, das innerhalb von nur fünf (!) Monaten in Österreich als erstem Land der Welt zugelassen wurde, obwohl zu diesem Zeitpunkt die klinische Studie noch nicht beendet war, eine randomisierte erst nachgeholt wurde und das Mittel auf seine kanzerogene (krebserzeugende) Wirkung nicht untersucht worden war.[15]

---

[15] Codex 1993/94. Siehe auch Fachinformation zu Taxol im Anhang S. 172 ff.

Bristol-Myers ist einer der größten Pharmakonzerne der USA, und bei solchen Riesen geht auch die Zulassung wie geschmiert. Und das, obwohl im Fall Taxol die belastenden Nebenwirkungen extrem hoch sind. Auf einem Krebskongreß in München wurde bereits im Zulassungsjahr (1993) vor übertriebenen Erwartungen in das mit viel Publicity auf den Markt gekommene Krebsmittel eindringlich gewarnt. Taxol bewirke nämlich nicht nur Haar-, sondern auch Nägelausfall.

Ausdrücklich hielt auch der bei den Apothekern aufliegende Codex 1993/94 unter dem Stichwort Taxol fest: „Da schwere Überempfindlichkeitsreaktionen auftreten können, muß eine entsprechende Ausrüstung für den Notfall vorhanden sein." Auch müsse das Personal Vorsichtsmaßnahmen treffen, um einen Kontakt mit Haut und Schleimhaut zu verhindern.

Taxol wird als Infusion, die drei Stunden dauert, verabreicht, wobei die Patienten mit Cortisonpräparaten vorzubehandeln sind. Indiziert ist Taxol laut Codex für die Behandlung von metastasierendem Brust- oder Eierstockkrebs „nach Versagen der Standardtherapie". Interaktionen mit anderen Zytostatika waren für die Zulassung ebenfalls nicht erforderlich gewesen. Auch daß Taxol sich bei In-vitro-Tierversuchen als mutagen (erbsubstanzverändernd) erwiesen hatte, konnte dessen Siegeszug nicht aufhalten.

Die amerikanische Zeitschrift „Science" errechnete, daß Taxol extrem teuer komme, da mindestens drei Behandlungszyklen pro Patient nötig seien, nur um festzustellen, ob der Patient überhaupt positiv anspreche. Demnach käme ein Therapieverlauf von zehn Behandlungszyklen auf ca. 24.000 Euro, plus Spitals- und sonstige „Nebenkosten". Wie der Patient mit den Nebenwirkungen fertig wird, war nicht einkalkuliert.

Bei einem anderen, seit 1983 zugelassenen Krebsmittel, Cisplatin, einer Schwermetall-Komplexverbindung, die laut Codex „hochtoxisch" ist und als „potentielles Kanzerogen" angesehen wird, nehmen die möglichen Nebenwirkungen im Codex eine halbe Seite ein.[16] Cisplatin wird als „palliative Therapie" angewendet, das heißt als eine nicht die Ursache der Krankheit bekämpfende Therapie. Da es die Nieren angreift und irreversible Nierenfunktionsstörungen auslösen kann, ebenso Herzrhythmusstörungen („selten"), die bis zum Herzstillstand führen können, läßt sich dieses Mittel keineswegs als harmlos bezeichnen. Übelkeit, Erbrechen, Bauchschmerzen, Hörstörungen, Gehörverlust, Krampfanfälle sind weitere „häufige" Nebenerscheinungen, die dem Patienten die Therapie zur Qual machen.

Zu der Zeit, als Taxol in stutzig machendem Eiltempo vom Gesundheitsministerium zugelassen wurde, wobei in diesem Fall auf für Ukrain unabdingbare Nachweise verzichtet werden konnte, lagen für Ukrain bereits im Jahre 1983 weit über 100 Krankengeschichten vor, davon 80 Prozent aus Österreich, der Rest aus Frankreich und der Schweiz.

Ein Vergleich mit der Wirkweise von Ukrain, das weder toxisch noch mutagen ist und neben leichter Übelkeit keine ähnlich belastenden Nebenerscheinungen zeigt, hätte, wenn schon nicht die Behörde, so doch heimische Onkologen hellhörig machen müssen. Immerhin liegen bisher weit über 150 Publikationen über Ukrain aus dem In- und Ausland vor (in den USA allein über 80), ist auf über 150 Kongressen über Ukrain berichtet worden, wobei vor allem die Tatsache ins Gewicht fällt, daß Ukrain das erste und bisher einzige Therapeutikum ist, das nur Krebszellen angreift, ohne gesunde zu zerstören, wie mehrfach (darunter vom National Cancer Institute, Bethesda, USA[17]) in vitro nachgewiesen worden ist.

---

[16] Siehe Information im Codex 1993/94 im Anhang S. 171 ff.

[17] Beim NCI wurde die Wirkung von Ukrain auf Krebszellen sämtlicher Krebsarten untersucht, und der Vorstand der Abteilung bestätigte, daß Ukrain sämtliche Krebszellen getötet habe. Dennoch wurde an diesem Institut die Sache nicht weiterverfolgt mit der erstaunlichen Begründung, wenn Ukrain nur eine Zellinie zerstöre, wäre es interessant. Diese Begrün-

Zahlreiche Wissenschafter befaßten sich nun bereits mit Ukrain, allen voran Professor Liepins, der an den gleichen menschlichen Tumorzellinien wie in Bethesda eine hundertprozentige Wachstumshemmung unter Ukrain nachwies, worüber er auf dem 17. Internationalen Chemotherapie-Kongreß in Berlin im Juni 1991 berichtete. Dasselbe bestätigte die EORTC (die Europäische Organisation für Forschung und Behandlung von Krebs) in Holland, und ebenso bestätigten Forschungen an der Mayo-Klinik, USA, die krebszellzerstörende Wirkung von Ukrain bei Melanom- und Brustkrebszellen sowie bei anderen menschlichen Zellinien. Ähnliches wurde aus Japan berichtet, und an der Universität von Vermont wurde diese krebszellzerstörende Wirkung von Ukrain sogar an Krebszellen nachgewiesen, die gegen Cisplatin resistent gewesen waren.

Um so kurioser ist es, daß 1996 dem Magister der Pharmazie Reinhard Fischill in Wien „als Pharmazeuten die Haare zu Berge stehen", wenn er liest: „Das Alkaloid-Derivat aus dem Schöllkraut greift gezielt Tumorzellen an und läßt gesunde Zellen unbehelligt", wie er in einem Leserbrief vom 20. Mai 1996 beklagt[18]. Und er macht sich weiters über die Experimente von Dr. Thomas Tritton von der Universität Vermont lustig, wonach Ukrain auch dort noch Wirkung gezeigt habe, wo Cisplatin versagte.

Begreiflicherweise rätselte Nowicky über die Quelle, aus der Magister Fischill sein Wissen bezog, wo doch alle Unterlagen für ein Zulassungsverfahren bei der Behörde der Geheimhaltung unterliegen (wie auch mir Dr. Jentzsch ausdrücklich versicherte). Daß Magister Fischill als Mitglied des Apothekerverbandes mit dem Gesundheitsministerium zusammenarbeitet und vor allem mit der Firma Novipharm verbunden ist, die das

---

dung führte zu einer heftigen Kontroverse mit Prof. Liepins von der Memorial University von Neufundland.

18 Österreichische Apotheker Zeitung.

Mistelpräparat Isorel erzeugt, muß ihn noch lange nicht an Zulassungsunterlagen bringen, auch wenn es sich um einen Konkurrenten handelt, denn Isorel wird als Alternative bei der Krebsbehandlung eingesetzt und konnte sich einer raschen Zulassung erfreuen.

Entgegen Fischills Andeutungen in seinem Leserbrief erklärte mir Ministerialrat Jentzsch, der die Zulassung von Ukrain blockierte, in einem Gespräch am 8. Februar 1994: „Es ist sicher kein Schwindelpräparat. Interessiert sind wir alle, aber wenn die Voraussetzungen nicht erfüllt sind, wird es keine Zulassung geben." Und auf die Frage, ob angesichts der bisher vorliegenden Arbeiten aus aller Welt der Forscher nicht eine Förderung erfahren sollte, meinte Jentzsch: „Das (Gesundheits-)Ministerium hat dahingehend gefördert, daß bei so wichtigen Dingen eine intensive –", er unterbrach sich und korrigierte: „intensiv ist vielleicht übertrieben – Zusammenarbeit mit dem Wissenschaftsministerium erfolgte."

Dort allerdings ist man anderer Ansicht. Wurde doch seit 1984 von der Sektion Forschung als einziger amtlicher Stelle Nowickys Arbeit massiv gefördert. Neben den bereits erwähnten Förderungen wurden auch 1992 und 1996 zwei Sondernummern der Zeitschrift „Drugs under Research" gesponsert[19], in der die wichtigsten Ergebnisse in- und ausländischer Forscher zusammengefaßt sind. Die erste, 109 Seiten umfassende Sondernummer wurde im Rahmen eines vom Wissenschaftsministerium unter dem damaligen Minister Dr. Erhard Busek veranstalteten Symposiums am 25. Mai 1993 im Wissenschaftsministerium am Minoritenplatz präsentiert. Eingeladen waren zu dem von in- und ausländischen Wissenschaftern gehaltenen Referaten einschlägige Fachärzte und Praktiker. Thema: „Neue Wege in der Krebsforschung am Beispiel Ukrain".

---

[19] Drugs under experimental and clinical Research – Pharmacological properties of Ukrain. Bioscience Ediprint, Genf.

Es handelte sich also nicht um ein obskures Printwerk fragwürdiger Autoren, sondern um wissenschaftlich gesicherte Beiträge seriöser Forscher.

Was man in Klinikkreisen von solchen Initiativen hält, konnte ich Jahre später an der onkologischen Abteilung des Allgemeinen Krankenhauses (AKH) in Wien erfahren. Nachdem Dr. St. in einer Rundfunkdiskussion am 7. Februar 1997[20] erklärt hatte, daß Ukrain krebserregend wäre, suchte ich ihn wenige Wochen später in seiner Abteilung auf, da ich wissen wollte, welche experimentellen Ergebnisse ihn zu dieser bisher nirgends in der Literatur über Ukrain aufscheinenden Feststellung veranlaßt hätten.

Noch ehe unser Gespräch überhaupt begonnen hatte, drohte der Dozent mit einer Klage, falls ich seinen Namen bei einer Veröffentlichung unseres Gesprächs nennen würde. Dieses erwies sich ohnedies als enttäuschend. Es gab überhaupt keine Experimente in Richtung „krebserregend". Er habe nur allgemein von alternativen Mitteln gesprochen, darunter eben auch von Ukrain. Die meisten seien krebserregend. Daß er redlicherweise in seiner Rundfunksendung hätte erwähnen können, daß viele von der Schulmedizin anerkannte Krebsmittel wie etwa Cisplatin (wie eigens im Codex ausgewiesen) krebserregend sind, ging in einem Fachkauderwelsch unter, mit dem ein Laie nur verwirrt werden konnte.

Tatsache blieb, daß Dr. St. keine Versuche kannte, die Ukrain als krebserregend beschrieben, noch daß er selber solche Versuche angestellt hätte.[21]

---

20 In der Reihe „Standpunkte. Die sanfte chemische Keule." ORF am 7. 2. 1997.

21 Die von ORF damals angeforderte Kassette enthielt, wie mehrere Zeugen bestätigen können, die von Dr. St. keineswegs geleugnete Stelle, wonach Ukrain sowie andere alternative Mittel krebserregend seien. Als ich mir dieselbe Kassette von Wien nach Kärnten schicken ließ, kam die Sendung beschädigt an, und jene Stelle, um deren genauen Wortlaut es mir ging,

Als ich ihn auf den Sonderband Nummer 2, „Update on Ukrain", hinwies, in dem nicht nur Fallgeschichten, sondern auch auf zahlreichen Kongressen vorgetragene Forschungsergebnisse zusammengefaßt sind, meinte der Krebsspezialist, daß diese vom Wissenschaftsministerium gesponserte Sondernummer nur wie eine bezahlte Anzeige zu werten sei. Was das heiße, wollte ich wissen. „Die Beiträge", so sagte er wörtlich, „haben weniger wissenschaftlichen Wert."

„Da gibt es Bildungslücken bei einigen Professoren und Dozenten von der medizinischen Fakultät", wetterte denn auch Sektionschef Rozsenich vom Wissenschaftsministerium, unter dessen Ägide die Sondernummer erschienen war. „Was ich sehr verurteile, ist, daß von den Medizinern sich nur ganz wenige für die Komplementärmedizin und ihre Forschung interessieren. Wenn sie international renommierte Zeitschriften nicht kennen, gibt es für solche Universitätslehrer keine Entschuldigung. Dann kommt die Forschung zu kurz. Welche Qualität hat dann die Lehre solcher Herrschaften?"

In ebendieser Sondernummer war von Professor Liepins ausführlich dargestellt, daß Ukrain den Zelltod jener Zellen herbeiführt, die aus noch nicht erforschten Gründen den ihnen programmierten Tod (Apoptosis) verweigern und dadurch weiterproliferierend Krebs erzeugen.

---

war verschwunden. Statt dessen hieß es nur mehr: „Davor ist zu warnen."
Übrigens scheint auf einer direkt vom ORF angeforderten Kassette das
Wort „krebserregend" gleichfalls nicht mehr auf.

Schikanen von allen Seiten

Das Jahr 1993 brachte der internationalen Krebsforschung einen bahnbrechenden Nachweis in bezug auf das Krebsgeschehen. Amerikanischen und australischen Wissenschaftern gelang bei ihren Studien über den Zelltod und das „Selbstmordprogramm" innerhalb der Zellen ein völlig neuer Zugang zum Verständnis dieser heimtückischen Krankheit. Zellen haben demnach eine innere Uhr, die ihnen sagt, wann sie absterben müssen. Beim Krebs scheint diese Uhr zu versagen, wodurch das Zelleben programmwidrig verlängert und der Träger dieser Zellen in Todesgefahr gebracht wird. Der Krebs nimmt seinen Lauf. Seit langem weiß man, daß in der Embryonalentwicklung bestimmte Zellen auf den Tod zu einer bestimmten Zeit programmiert sind. Die Zellforscher fanden nun heraus, daß dieses Phänomen sich nicht nur auf die embryonale Entwicklung beschränkt. In der Fachsprache wird dieser programmierte Zelltod (PCD) „Apoptosis" genannt, ein griechischer Ausdruck, der den Blätterfall eines Baumes oder einer Pflanze bezeichnet.

1993 waren diese neuen Erkenntnisse in der renommierten amerikanischen Zeitschrift „Science" erschienen.[22] Zu dieser Zeit bemühten sich bereits Krebsforscher in aller Welt, einen Wirkstoff zu finden, der die Krebszelle zwingt, den Befehl zum „Selbstmord" auszuführen. Als erstes wurde Professor Liepins an der Memorial University in St. John's in Kanada fündig. Auf dem 11. Interdisziplinären Weltkongreß in Genf[23] berichtete er in einer eigens für Ukrain angesetzten Session mit insgesamt

---

[22] Vol. 25 9 vom 5. 2. 1993.
[23] 11th Interdisciplinary World Congress on Antimicrobial and Anticancer Drugs – Future Trends in Chemotherapy, 25. bis 27. April 1994.

neun Referaten über seine Versuche mit Ukrain als einem solchen Agens für den Zelltod. In Laborversuchen konnte er nachweisen, daß das aus dem Schöllkraut gewonnene Alkaloid-Derivat Ukrain in Krebszellen den charakteristischen programmierten Zelltod, die Apoptosis, auslöst.

Mit Ausnahme von Nowicky war kein einziger Österreicher als Referent auf dem Kongreß vertreten. Österreichische Onkologen blieben dieser Session offenbar fern, anders ist ihr weiteres Ignorieren dieses in Österreich entwickelten Wirkstoffs nicht zu erklären.

Seit Jahren war auf allen internationalen Krebskongressen (bisher auf weit über 100) von Ukrain die Rede gewesen, Nowicky wurde zu den meisten ausdrücklich eingeladen, so auch zum 20. Internationalen Kongreß für Chemotherapie vom 29. Juni bis 3. Juli 1997 in Sydney, Australien, wo insgesamt elf Referenten über ihre Forschungsergebnisse mit Ukrain während einer eigenen Session sprachen, darunter Nowicky über eine in Polen durchgeführte klinische Studie, bei der Ukrain zur Herbeiführung des Zelltodes bei Patienten mit Brustkrebs eingesetzt worden war. Bereits bei einer niedrigen Dosis von nur 50 Milligramm trat bei Krebszellen der Zelltod ein. Die Zahl der reagierenden Zellen hing von der Bösartigkeit des Krebses ab.

1993 war also der Zusammenhang zwischen Krebs und programmiertem Zelltod entschüsselt worden. Im April 1994 wurde über Ukrain als Auslöser solchen verweigerten Zelltods in Genf berichtet. Im Juni 1993 war auf Grund eines Gutachtens des Arzneimittelbeirats vom österreichischen Gesundheitsministerium die Genehmigung für klinische Studien erteilt worden. Im Juni 1994 erging von ebendiesem Ministerium ein Schreiben an die Oberösterreichische Gebietskrankenkasse („Betrifft: Anwendung von Ukrain"), in dem auf „ein generelles Verbot der Anwendung von Ukrain mittels Erlaß des ho. Bundesministeriums vom 25. Juli 1986 (GZ II-520.382/I-9b/86)" hingewiesen wurde, obwohl dieses „Verbot" schon aus rein formalen Gründen (es fehlte die Bestätigung) längst nicht mehr bindend war.

Weiters hieß es: „Für die Substanz Ukrain konnte bisher kein gesicherter Wirksamkeitsnachweis erbracht werden, der dem Stand der Wissenschaft entspricht." Ferner wurde darauf verwiesen, daß die Publikationsliste, die der Oberösterreichischen Gebietskrankenkasse zur Verfügung gestellt worden war, Veröffentlichungen umfasse, die auch dem Arzneimittelbeirat unter anderem zur Beurteilung vorgelegt worden seien. Warum dieser Umstand abträglich sein soll, wird nicht geklärt. „Daher", so fährt das Schreiben mit inzüchtiger Logik fort, „ist weiterhin nicht wissenschaftlich belegt, daß die Substanz Ukrain den oben zitierten ‚Erfolg' (…) erzielen kann." Auch wurde nicht verabsäumt, auf den Tatbestand einer Verwaltungsübertretung hinzuweisen, falls Ukrain außerhalb einer klinischen Prüfung verabreicht würde, wobei mit einer Geldstrafe „bis zu 100.000 Schilling" gedroht wurde.

Was immer damals bereits an wissenschaftlich Gesichertem vorlag, wurde (in ministerieller Überheblichkeit?) einfach nicht zur Kenntnis genommen. Die zuständigen Beamten schienen das auch gar nicht zu wollen, denn sie ignorierten sogar das „Abschlußgutachten" ihres hauseigenen „Arzneimittelbeirats beim Bundesministerium für Gesundheit, Sport und Konsumentenschutz, Abteilung Volksgesundheit", in dem bereits im November 1992 unter anderem festgehalten worden war, daß an Patienten mit verschiedenen Krebserkrankungen keine Nebenwirkungen festgestellt worden seien.

„Klinisch", so heißt es weiter, „wird von diesen Patienten berichtet, daß sie folgende Reaktionen zeigten: Partielle Remission, Total-Remission und Total-Remissionen, welche bereits über mehrere Jahre (bis zu zehn Jahren) andauern."

Was, so fragt sich der Laie, kann von einem Krebsmittel, das noch dazu ungiftig, ohne belastende Nebenwirkungen und nicht kanzerogen ist, mehr verlangt werden? In diesem Zusammenhang wird denn auch die Frage gestellt, „warum Ukrain dem Arzneimittelbeirat überhaupt eingereicht wurde, da diese Substanz seit vielen Jahren in Österreich immer und immer wieder erprobt worden ist, und zwar bereits seit dem Sommer des Jahres 1983. Da die Verträglichkeit der Substanz offenbar sehr gut ist", heißt es abschließend, könne einer klinischen Prüfung unter Umständen weiter zugestimmt werden.

Ein kryptischer Satz, der weder die „Umstände" klärt, noch wieso und seit wann klinische Prüfungen vorher genehmigt worden waren. Von tatsächlichen klinischen Prüfungen, geschweige denn von einer Zulassung konnte jedoch weiterhin nicht die Rede sein.

Wie es nämlich mit der klinischen Erprobung de facto bestellt war, ist einem Schreiben des Gynäkologen Dr. R. von einer Wiener Frauenklinik an das Wissenschaftsministerium vom 8. Mai 1995 zu entnehmen. Dieses hatte sich unterstützend für eine klinische Studie eingesetzt. Dr. R. hatte, wie bei solchen Studien vorgeschrieben, der Ethikkommission der Medizinischen Fakultät der Universität Wien das Protokoll seiner Vorgangsweise beim „rezidivierenden Zervixkarzinom" (wiederauftretender Gebärmutterkrebs) beim Einsatz von Ukrain vorlegt und eine für eine „Ethikkommission" erstaunliche Abfuhr erhalten. Diese bestand nämlich auf einer randomisierten, placebo-kontrollierten Doppelblindstudie, was soviel bedeutete, daß eine Patientengruppe mit Ukrain behandelt würde, während eine andere zum Vergleich nur ein Placebo, also nur eine ineffiziente Lösung, gespritzt bekäme. Mit Recht wies R. darauf hin, daß von Patienten, die an einer tödlich verlaufenden Krankheit litten, wohl kaum die Einwilligung für eine Placebo-Kur zu erhalten wäre, daß hingegen gerade bei Krebspatienten in Phase II neue Medikamente der Chemotherapie ohne die vergleichende Placebo-Gruppe geprüft würden (wie im Codex für Taxol nachzulesen).

Die Ethikkommission zeigte sich von diesen Einwänden unbeeindruckt, mit dem Hinweis, daß im Gegensatz zu den zytotoxischen Medikamenten der Wirkungsmechanismus von Ukrain völlig unklar wäre. Der Facharzt möge ein neues Protokoll vorlegen.

Der Ethikkommission, die sich aus Professoren und Beamten zusammensetzt, war offenbar unbekannt, daß laut Weltgesundheitsorganisation (WHO) Placebo-Versuche bei Krebs verboten sind. Kein vernünftiger Mensch kommt auf die Idee, bei Krebs Doppelblindstudien zu machen, heißt es dort. Da Dr. R. keine Lust hatte, sich auf Wunsch dieser Ethikkommission am Rand des Kriminals zu bewegen, zog er seinen Antrag zurück, nicht ohne das Wissenschaftsministerium vom Scheitern seiner klinischen Studie zu informieren.[24]

Dabei wurde Ukrain mittlerweile nicht nur in Österreich, sondern in vielen anderen Ländern, so vor allem in den USA, an Krebspatienten angewendet, auch an solchen, die eine an der Substanz zehrende Chemotherapie üblicher Art hinter sich hatten. Und fast immer zeigte sich, daß sich die Lebensqualität zum Teil auf verblüffende Weise besserte, daß „austherapierte Patienten" mit zu weit fortgeschrittenem Krebs, als daß eine Heilung noch möglich schien, in ganz seltenen Fällen eine Remission zeigten, auf alle Fälle jedoch eine subjektive Besserung ihres Allgemeinzustandes erlebten. Auffallende Remissionen gab es vor allem bei fortgeschrittenen metastasierenden Melanomen sowie bei kleinzelligen Bronchialkarzinomen, beides Krebsformen, denen bisher mit den üblichen Mitteln nicht beizukommen ist.

Der auf Seite 49 f. beschriebene Fall eines Melanoms, der Professor Wodnianski zu seinem spontanen Brief an das Wissenschaftsministerium veranlaßt hatte, konnte durch zahlreiche andere Fallgeschichten ergänzt werden.

Ebenfalls in den frühen achtziger Jahren, als Ukrain noch

---

[24] Siehe Faksimile S. 84.

A-1014 WIEN   Wien, am 8. Mai 1995

Betrifft: Gutachten der Ethikkommission der medizinischen Fakultät der Universität Wien zu
"Klinische Prüfung zum Einsatz von Ukrain beim rezidivierenden Zervixkarzinom"

Sehr geehrter Herr Sektionschef!

Ich erlaube mir Ihnen eine Zusammenfassung über die Stellungnahme der Ethikkommission der
medizinischen Fakultät der Universität Wien zu obgenannter Prüfung zu übersenden.

Nach Ansicht der Ethikkommission der medizinischen Fakultät der Universität Wien handelt es
sich bei der Prüfsubstanz um ein Medikament, das weder als definiert noch als konstant und
seine therapeutische Rechtfertigung daher als höchst fraglich anzusehen ist. Da das vorgelegte
Studienprotokoll keine randomisierte, placebo-kontrollierte Doppelblindstudie vorsieht, ist die
Kommission der Meinung, daß das das Studiendesign nicht GCP-Kriterien entspricht. Der
Einwand, daß eine Einwilligung von Patienten mit einer vorraussichtlich tödlich verlaufenden
Erkrankung zur Studienteilnahme bei einem solchen Studiendesign nicht zu erwarten ist, wird
von der Kommission zur Kenntnis genommen. Trotzdem besteht die Kommission aufgrund der
Bedenken gegenüber der Prüfsubstanz auf das bereits erwähnte placebo-kontrollierte,
doppelblinde Studiendesign. Auch der Einwand, daß zytotoxische Medikamente bei
onkologischen Patienten durchaus in Phase II Prüfungen in Form von sogenannten "Non-
randomized single arm trials" geprüft werden, wird nicht Rechnung getragen mit dem Hinweis,
daß im Gegensatz zu den erwähnten zytotoxischen Medikamenten der Wirkungsmechanismus
von Ukrain völlig unklar sei.
Da dessen ungeachtet ein Arzneimittelbeiratsgutachten vorliegt, das den Einsatz von Ukrain im
Rahmen klinischer Prüfungen gestattet, empfiehlt die Ethikkommission ein entsprechendes
Protokoll vorzulegen.
Sehr geehrter Herr Sektionschef , aufgrund der oben erwähnten Einwände scheint mir die
Durchführung einer klinischen Prüfung mit dem von der Ethikkommission verlangten
Studiendesign nicht möglich. Ich habe daher den Antrag an die Ethikkommission auf
Begutachtung der klinischen Prüfung von Ukrain am 30. 03. 1995 zurückgezogen.

Mit freundlichen Grüßen

kaum an Patienten eingesetzt wurde, unterzog sich der dreiundvierzigjährige Arzt Dr. I. R. unter Aufsicht des Internisten Dr. Alexander Schmid sowie des Neurologen Dr. Walter Dekan in Wien auf eigenen Wunsch einer Ukrain-Monotherapie, das heißt, es wurde kein anderes Mittel der Schulmedizin eingesetzt. Aus dem Krankheitsverlauf, der genau dokumentiert wurde, geht hervor, daß als Ergebnis einer Feinnadel-Biopsie an einer Geschwulst im Achselbereich die Diagnose „Metastasen eines malignen Melanoms" gestellt wurde. Daraufhin wurde am 13. Juli 1983 die Achselhöhle operativ ausgeräumt. Die histologische Untersuchung zweier walnußgroßer Gewebestücke ergab „Lymphknotenmetastasen eines malignen (...) Melanoms". Am Tag nach der Operation wurde die Behandlung mit Ukrain begonnen und neben den üblichen Laborwerten auch das Melanin im Harn bestimmt. „Das Ergebnis war positiv", heißt es im Bericht, „so daß von einem Stadium III ausgegangen werden mußte."

Bei sechs Injektionsserien, die in jeweils immer größeren Abständen von 15 bis längstens 60 Tagen durchgeführt wurden, konnte deutlich die Fluoreszenz untersucht werden. Überall dort, wo Metastasen auftraten, zeigte sich nach Injizieren von Ukrain alsbald eine deutliche, im Verlauf der Behandlung abnehmende und schließlich keine Fluoreszenz mehr. Während die Untersuchungen des Harns im Juli sowie im September 1983 noch Melanin-Ausscheidungen ergaben, war im März 1984 kein Melanin mehr nachweisbar, ein Resultat, das sich auch bei wiederholten Prüfungen nicht änderte. Der Patient blieb beschwerdefrei und ohne Rezidiv.

Die Fallgeschichten der nächsten zehn Jahre würden allein ein dickes Buch füllen. Sie führten dazu, daß auf Grund verschiedener Berichte die Ukrain-Therapie eine Wandlung erfuhr.

Monotherapie erwies sich nämlich nicht immer als das Allheilmittel. Vor allem war die Chirurgie gefragt, wo Tumore zu groß, eine Operation aber möglich war. Auch fand man heraus, daß dank der Anreicherung von Ukrain rund um den Tumor dieser, selbst wenn er vorher inoperabel schien, nun durchaus operativ entfernt werden konnte. Auch war in bestimmten Fällen eine zusätzliche Strahlentherapie hilfreich. Nur Chemotherapie, die mit den Krebszellen auch gesundes Gewebe zerstört und das Immunsystem und damit den Patienten schwächt, schließt Nowicky aus. Allerdings erweist sich Ukrain nach einer Chemotherapie als besonders hilfreich beim Wiederaufbau der körpereigenen Abwehr und verbessert den Allgemeinzustand meist auf spektakuläre Weise.

Doch die Gesundheitsbehörde nimmt nach wie vor solche Berichte nicht zur Kenntnis, und Onkologen, die alle Möglichkeiten hätten, den Wahrheitsgehalt zu überprüfen, weigern sich – wenigstens offiziell –, Ukrain zumindest versuchsweise einzusetzen. So sind es vor allem praktische Ärzte gewesen, die ihren Krebspatienten Ukrain verschrieben und sich dabei auf Paragraph zwölf des Arzneimittelgesetzes beriefen, wonach bei bedrohlichem Zustand und wenn kein anderes Mittel Hilfe verspricht, auch eine noch nicht zugelassene Arznei verabreicht werden darf.

Dieser Paragraph war offenbar der Gesundheitsbehörde ein Dorn im Auge, denn sie erinnerte ohne Unterlaß an ihr „Verbot" von Ukrain, unbeschadet dessen, daß dieses Verbot keine Gültigkeit hatte, da der diesbezügliche Erlaß rechtsungültig war. Dennoch gingen an sämtliche Gesundheitsämter der Bundesländer amtliche Schreiben, in denen auf dieses „Verbot" hingewiesen wurde. 150 Ärzten wurden durch diese Ämter Sanktionen angedroht.

Schließlich hatte Nowicky diese Rundschreiben satt und rief über seinen Anwalt Dr. Michael Graff den Verwaltungsgerichtshof an, der prompt den Erlaß mit dem „Verbot" der Behörde „wegen Rechtswidrigkeit" aufhob und den Bund, also den Steuerzahler, am 26. Februar 1996 zu 12.920 Schilling

„Aufwandsentschädigung" an Nowicky verdonnerte, zahlbar „binnen zwei Wochen bei sonstiger Exekution".

Die acht Seiten lange Begründung des Urteils des Verwaltungsgerichtshofs liest sich wie eine – unbeabsichtigte – Dokumentation der Schikanen, mit denen die Zulassung ständig verhindert worden war: Die „belangte Behörde" (das Gesundheitsministerium) habe sich zwar zu den Stellungnahmen des Beschwerdeführers (Nowicky) geäußert, heißt es darin, „ihre Begründung ist aber zu pauschal und erschöpft sich in Behauptungen, deren Grundlage nicht erkennbar ist. Zum Teil ist auch nicht erkennbar, was die belangte Behörde mit ihren Ausführungen belegen will." Das Gesundheitsministerium vermisse mehrmals „entsprechende" Unterlagen, „legt aber nicht dar, welche diese sein sollen und weshalb sie erforderlich sind".

In einer elf Seiten umfassenden „Gegenschrift" an den Verwaltungsgerichtshof hatte Ministerialrat Michtner, der die Zulassung mit allen Mitteln verhindern wollte, am 2. Oktober 1995 nämlich alle Vorwürfe zu entkräften versucht, die Rechtsbeistand Graff im Namen seines Mandanten Nowicky vorgebracht hatte.

In dieser vom Verwaltungsgerichtshof abgeschmetterten Verteidigung, die den juristischen Fähigkeiten des Beamten kein gutes Zeugnis ausstellt, kann man lesen, daß der Vorwurf der Voreingenommenheit entschieden zurückgewiesen wird, im Gegenteil: Nowicky sei „äußerst wohlwollend behandelt" worden. Auch daß ihm nicht gleiches Recht zuteil werde, wird mit der erstaunlichen Begründung zurückgewiesen, daß das Krebsmittel Taxol nur für aussichtslose Fälle, wenn kein Mittel mehr hilft, zugelassen worden sei, woraus sich die Tatsache ergebe, „daß bei Taxol keine Untersuchungen über eine eventuelle kanzerogene Wirkung erforderlich waren und auch keine Vergleichsstudien mit anderen Zytostatika vorgelegt werden mußten".

Zum Schluß stellt „der Bundesminister für Gesundheit und

Konsumentenschutz daher den Antrag, der Beschwerde (...) nicht Folge zu geben und sie kostenpflichtig abzuweisen".

Der Verwaltungsgerichtshof entschied jedoch am 26. Februar 1996 gegen die Behörde. Womit Nowicky zwar Recht bekommen hatte, die Beamten der Zulassungsbehörde jedoch keineswegs zum Umdenken gebracht waren. Je mehr Zeit verstrich, desto lieber schien es ihnen. Bald würde ja das Weltpatent auf Ukrain ablaufen.

Daß auch die österreichische Ärztekammer bei dieser Hatz auf Nowicky und sein Ukrain mitspielte, ist ein weiteres trauriges Kapitel in der Verhinderungsgeschichte dieses Krebsmittels. Auf wie dünnen Beinen der Disziplinarrat dieser Standesvertretung agierte, wurde am Beispiel einer mutigen Fachärztin erwiesen. Daß sie überdies Grazyna Nowicki heißt, machte sie zusätzlich verdächtig. Daß die Namensgleichheit nur eine phonetische ist, wurde dabei übersehen. Dr. Grazyna Nowicki ist nämlich mit dem Ukrain-Erfinder Dr. Jaroslaw Nowicky ebensowenig verwandt wie ein Mayer mit einem Meier.

Grazyna Nowicki[25] behandelte ein Kind, das einen Knochentumor hatte und wollte, da nichts mehr zu helfen schien, Ukrain einsetzen, das inzwischen in Weißrußland zugelassen worden war. Sie schrieb ein Rezept und suchte, wie dies in so einem Fall üblich war, um die Einfuhrbewilligung an. Normalerweise sucht die Apotheke selbst darum an, wenn ein Arzt ein Rezept vorlegt und bestätigt, daß das jeweilige Mittel in diesem oder jenem Land zugelassen sei. Die Bewilligungsprozedur dauert gewöhnlich eine Woche. Nicht so in diesem Fall.

Zunächst erhält die Ärztin eine Ladung des Disziplinarrats der österreichischen Ärztekammer, worin sie aufgefordert wird, „bei dem unterzeichneten Untersuchungsführer zu erscheinen", und zwar „am 1. März 1996 in der Ärztekammer für

---

[25] Als niedergelassene Fachärztin wollte sie sich an den mittlerweile erlaubten klinischen Versuchen beteiligen und dachte, alle Erfordernisse erfüllen zu können.

Wien, 1010 Wien, Weihburggasse 10–12, 3. Stock, Zimmer des Disziplinarrates" und „zuverlässig" und als „Disziplinarbeschuldigter". Gegenstand der Vernehmung: „Verwendung des Medikamentes Ukrain".[26] Pünktlich zur angegebenen Stunde „erscheint bei dem Untersuchungsführer" Dr. L. Mahn die Ärztin in Begleitung einer Rechtsvertretung aus der Kanzlei Dr. Graff. Nachdem sich die Juristin ausgewiesen hat, wird beiden nach kurzer Beratung mitgeteilt, daß es sich um einen Irrtum handle.

Woher, so grübelte die Ärztin, wußte die Ärztekammer von ihrem Ansuchen um die Einfuhr von Ukrain? Tatsächlich ist die Quelle nicht schwer zurückzuverfolgen. Das Ansuchen der Apotheke geht über das Gesundheitsministerium, und dort hatten die immer gleichen Beamten offenbar rasch gehandelt. Rechtsberater Dr. Michael Graff schrieb denn auch in diesem Sinn an das Ministerium, das ihn freilich keiner Antwort würdigte. Nach eineinhalb Jahren (!) kam die Mitteilung, daß die Einfuhrbewilligung abgelehnt sei. Statt einer Woche eineinhalb Jahre! Wenn das nicht Messen nach zweierlei Maß ist!

Damit waren jedoch die „Maßnahmen" gegen Dr. Grazyna Nowicki keineswegs beendet, denn am 24. September 1997 wurde sie vom Gesundheitsamt der Stadt Wien (MA 15) vorgeladen. Nowicki war bei der Wiener Stadtgemeinde als Amtsärztin im Umfang von 15 Wochenstunden tätig. Sie hatte schon vorher „hintenherum" erfahren, daß sie auf der „Abschußliste" stehe, und da ihr Vorgesetzter Dr. Graf (nicht zu verwechseln mit Rechtsanwalt Graff!) sich tags zuvor geweigert hatte, mit ihr unter vier Augen zu sprechen, vielmehr darauf bestand, ein Gespräch nur in Anwesenheit eines „Gremiums" zu führen, bat sie Rechtsanwältin Magister Renate Palma, sie zu begleiten. Diese hat in einem Protokoll die „Besprechung" festgehalten:

„Am 24. 9. 1997 um 09.30 Uhr erschienen Frau Dr. No-

---

[26] Siehe Faksimile S. 90.

DISZIPLINARRAT
der Österreichischen Ärztekammer
Disziplinarkommission
für Wien, Niederösterreich und Burgenland
1010 Wien, Weihburggasse 10–12

DA   48/95 W

L A D U N G

In der Disziplinarsache gegen Dr. Nowicki Grazyna, FA für

ZMK-Heilkunde, 1060 Wien, Stiegeng. 14 werden Sie ersucht,

am 5. März 1996, 11.30 Uhr dem unterzeichneten Untersuchungsführer

in der Ärztekammer für Wien, 1010 Wien, Weihburggasse 10-12,

3. Stock, Zimmer des Disziplinarrates als Diszipliner-

beschuldigter zuverlässig zu erscheinen.

Gegenstand der Vernehmung: Verwendung des Medikamentes

.... "Ukraine" ....

Wien, am 11. Jänner 1996.

Der Untersuchungsführer,

Dr.J. Mahn

Für die Richtigkeit der
Ausfertigung, der Leiter
der Geschäftsstelle: *Dvořal*

mit RS

wicki und ich im Sekretariat des Herrn Dr. Graf. Mehrere Mitglieder des Gremiums, wie mir Frau Dr. Nowicki später erklärte, waren bereits anwesend. Darunter auch ihre Chefin Dr. Christa Locius. Nachdem ich mich vorgestellt hatte, wurde ich aufgefordert, mich auszuweisen. Ich händigte meine Legitimationsurkunde und meinen Führerschein aus. Daraufhin wurden Frau Dr. Nowicki und ich wieder aufgefordert, das Zimmer zu verlassen und im Gang zu warten. Nach einiger Zeit wurden wir wieder in das Sekretariat gerufen. Als ich um Rückgabe meiner Ausweise bat, wurde mir erklärt, daß diese noch beim Chef seien und daß dieser noch telefonieren würde. Kurz darauf wurden wir aufgefordert, zu Herrn Graf ins Büro zu kommen.

Dort wurden wir äußerst zurückhaltend und kühl empfangen. Herr Dr. Graf schien sehr aufgebracht zu sein. Seine ersten Worte waren: ‚Das Gespräch ist hiermit beendet.‘ Auf meine Frage nach dem Grund für dieses Verhalten, bemerkte er nur, daß er unter diesen Umständen nicht gewillt sei, ein Gespräch zu führen. Eigentlich sei nur eine Unterredung geplant gewesen, bei der es nicht notwendig gewesen sei, rechtsanwaltlich vertreten zu sein. Ich erklärte ihm, daß unsere Mandantin Frau Dr. Nowicki keine Ahnung habe, wozu dieses Gespräch in Anwesenheit eines Gremiums eigentlich hätte dienen sollen. Außerdem würde meine Anwesenheit nicht stören, weil ich mich als Zuhörerin ruhig verhalten würde. Herr Dr. Graf beharrte auf seiner eben getroffenen Entscheidung, das Gespräch nicht stattfinden zu lassen. Auf meine Frage, was nun weiterhin geschehen solle, antwortete er, daß er vorerst doch mit Frau Dr. Nowicki unter vier Augen sprechen werde."

Die Schikanen gegen Dr. Jaroslaw Wassil Nowicky, der sich erdreistet hatte, als Außenseiter ein Mittel gegen Krebs zu entwickeln, begannen nun immer öfter auch die Gerichte zu beschäftigen.

So hatte der Betreiber der Adler-Apotheke in Wien Währing

über seinen Anwalt Dr. Karl Grigkar eine Testkäuferin mit einem Rezept zum Bezug von Ukrain zu Nowicky geschickt unter dem Vorwand, daß eine Krebspatientin dringend dieses Mittel benötige, Apotheken es jedoch nicht abgeben würden, sondern sie an ihn verwiesen hätten. Sie berief sich ausdrücklich auf den Paragraphen 12 des Arzneimittelgesetzes, wonach in lebensbedrohenden Fällen oder wenn schwere gesundheitliche Schädigungen zu erwarten wären, ein noch nicht registriertes Arzneimittel verschrieben werden dürfe.

Kaum hatte Nowicky der Testkäuferin guten Glaubens Ukrain ausgefolgt, als mit Datum vom 28. 8. 1996 beim Bezirksgericht Innere Stadt in Wien ein Exekutionsantrag der Novipharm GmbH einlangte. Diese verlangte mittels einstweiliger Verfügung, die Abgabe von Ukrain zu verbieten. Da Nowicky wußte, daß die Firma Novipharm das alternative Krebsmittel Isorel erzeugt und daher die Exekution nicht ganz uneigennützig beantragte, setzte er sich mit Hilfe der Anwaltskanzlei Professor DDr. Walter Barfuss zur Wehr. Mit Erfolg. Am 21. April 1997 wurde das „Verwaltungsstrafverfahren wegen Übertretung des Arzneimittelgesetzes eingestellt".

Doch damit war die Sache nicht ausgestanden. Der mit Novipharm eng verbundene Inhaber der Adler-Apotheke meldete Rekurs an. Die Begründung, mit der das Präsidium des Handelsgerichts Wien am 15. Mai 1997 diesen Rekurs ablehnte, zeigt die fragwürdigen Methoden auf, mittels derer Nowicky zu Fall gebracht werden sollte, hätte das Gericht diese nicht durchschaut und schriftlich angeprangert.

Dem Klagevertreter, so heißt es, sei beim Testkauf, der zum Verfahren des Handelsgerichts Wien führte, das Präparat ausgefolgt worden, nachdem er wahrheitswidrig den Namen einer nicht existenten Person genannt und beteuert hatte, es werde in einem dringenden Fall benötigt. Das vom Beklagten geforderte Rezept nach Paragraph 12 des AMG (Arzneimittelgesetzes) habe nicht nachgebracht beziehungsweise eingefordert werden können, weil sich Name und Adresse laut Rechnung als falsch erwiesen hätten. Beim gegenständlichen Testkauf bestehe der Verdacht, daß sich Frau Fruhmann, die Mitarbeiterin des Klagevertreters (!), fälschlich als Krebspatientin ausgegeben und auch Dr. Riessberger getäuscht und zur Rezeptausstellung veranlaßt habe.

Das Rekursgericht sah die „Sittenwidrigkeit" des ganzen Testkaufes nicht nur im Verhalten der Testkäuferin, die als „Anstifterin" aufgetreten sei, sondern in jenem der Klägerin (der Adler-Apotheke) selbst. „Diese hat ja nach den nicht in Zweifel gezogenen Feststellungen des Erstgerichts einerseits die Abgabe von Ukrain auch unter den in § 12 AMG geregelten Voraussetzungen verweigert, andererseits aber eine Mitarbeiterin ihres Rechtsfreundes als Testkäuferin zum Beklagten geschickt."

„Das festgestellte Verhalten der Klägerin", heißt es abschließend, „ist nach Meinung des Rekursgerichts dem zweifellos gegen die guten Sitten verstoßenden Einsatz eines ‚Lockspitzels', der den Mitbewerber ‚hineinlegen' will und die Grenze unzulässiger Anstiftung bereits überschritten hat, gleichzuhalten. Dem in der Klage erhobenen Vorwurf eines gesetzwidrigen Verhaltens des Beklagten fehlt somit die Grundlage."

Mehrmals mußte sich so der Verwaltungssenat mit Ukrain und dem Paragraph 12 des AMG befassen. Auch Frau Dr. Grazyna Nowicki mußte sich diesbezüglich verantworten. Als Fachärztin für Hals-Nasen-Ohren-Erkrankungen hatte sie mit der vorgeschriebenen Bescheinigung für einen Patienten, der an einem malignen Lymphom am Hals litt, Ukrain bei Dr. Nowicky bezogen, worauf dieser prompt eine Anzeige wegen unbefugter Abgabe eines nicht zugelassenen Arzneimittels erhielt. Auch dieses Verfahren wurde in der Berufung vom unabhängigen Verwaltungssenat eingestellt.

Erstaunlicherweise schien es bei all den Schikanen von keinerlei Interesse zu sein, mit welchem Erfolg Ukrain eingesetzt worden war. Immer wieder wurden die wechselnden Minister und Ministerinnen vom Gesundheitsressort in der Annahme, daß es sie interessieren müßte, von Journalisten, Patienten, Ärzten auf dieses so vielversprechende Krebsmittel hingewiesen. Zum Teil besten Willens berieten sie sich mit ihren für die Zulassung zuständigen Beamten – es waren immer dieselben –, die, wie nicht anders zu erwarten, dringend abrieten. Ebenso reagierten fast alle Onkologen. Krankengeschichten, zu deren öffentlicher Verwendung die Patienten ihr Einverständnis gegeben hatten und deren Ärzte ebenfalls gewillt waren, sich in den Behandlungverlauf schauen zu lassen, stießen bei den meisten Krebsspezialisten auf gereiztes Desinteresse, so als wäre von einem heimischen Außenseiter nur Schwindel zu erwarten.

Besonders erstaunlich war dies bei dem Fall eines neunjährigen Mädchens mit Ewing-Sarkom. Dieser Fall ist 1992 in „Drugs under Research" mit Röntgenbildern dokumentiert worden. Diese bösartige Knochengeschwulst, die vor allem bei Jugendlichen in den langen Röhrenknochen auftritt und nur allzuoft zur Amputation des Beines führt, hatte das rechte Wadenbein des Mädchens befallen. Da sich sowohl Strahlen- als auch Chemotherapie als ineffizient erwiesen hatten, die Tumormasse im Gegenteil weiterwuchs, entschloß sich die verzweifelte Mutter, es mit Ukrain zu versuchen. Dieser Fall ist nicht nur genau beschrieben, die Röntgenbilder wurden sogar regelmäßig im Wiener Sankt-Anna-Kinderspital gemacht, wo vor allem krebskranke kleine Patienten behandelt werden. Allein anhand der in „Drugs under Research" wiedergegebenen Abbildungen kann sogar der Laie den Verlauf des Heilungsprozesses verfolgen. Nach einem Jahr und sechs Behandlungsabschnitten mit Ukrain konnte weder im Röntgen noch bei Labortests eine pathologische Auffälligkeit entdeckt werden.

Wer nun glaubt, man hätte im Sankt-Anna-Spital im Interesse der leidenden Kinder diesem Fall besonderes Augenmerk gewidmet, eventuell sogar weitere Versuche bei aussichtslosen Fällen angestellt, irrt. Dr. A. Lohninger von der Zweiten Universitätsfrauenklinik, der damals diesen Fall verfolgte und darstellte, wäre nur zehn Minuten zu Fuß vom Kinderspital aus zu erreichen gewesen, vom Telefon ganz zu schweigen. Seit damals hat sich an diesem Desinteresse nichts geändert.

Patienten kämpfen vergeblich

Es muß mit hoher Wahrscheinlichkeit angenommen werden, daß heimische Onkologen nicht nur die Fachliteratur über Ukrain nicht kennen, sondern auch internationale Krebskongresse entweder nicht besuchen oder aus Voreingenommenheit die einschlägigen Kurzvorträge oder ganze Sessions boykottieren. Anders läßt sich die gereizte Ablehnung, sobald das Wort Ukrain fällt, nicht erklären.

Die gleiche Weigerung, sich mit den internationalen Ergebnissen der Ukrain-Forschung zu befassen, zeigen auch die Beamten der Zulassungsbehörde, deren Eifer, immer neue Unterlagen anzufordern, um diese abermals als ungenügend zurückzuweisen, offenbar bei Arzneispezialisten potenter ausländischer Firmen in verblüffender Weise nachläßt, wie am Beispiel Taxol zu bemerken gewesen ist.

Ginge es nur um eine Importsache von rein finanzieller Bedeutung, brauchte man kaum darüber nachzusinnen. Doch es geht um Leben und Lebensqualität von leidenden Menschen, deren Sterben die Schulmedizin in so vielen Fällen nicht verhindern kann. Jeder kleinsten Hoffnung sollte eigentlich, soweit wissenschaftliche Unterlagen beigebracht werden können, allein aus ethischen Gründen nachgegangen werden; und ebenso sollten Fachpublikationen in renommierten Zeitschriften – auch wenn diese vom (offenbar „gegnerischen") Wissenschaftsministerium gesponsert worden sind, nicht als „bezahlte Inserate" abgetan werden.

Die zahlreichen, in viele Hunderte gehenden Fallgeschichten von Patienten, die mit Hilfe von Ukrain überleben konnten oder zumindest eine deutliche Steigerung ihrer Lebensqualität erfuhren, haben immerhin bewirkt, daß über 160 Ärzte in

Österreich ihre Krebspatienten zumindest adjuvant mit Ukrain behandelt haben.[27] Und das immer noch unbeschadet der Tatsache, daß das Gesundheitsministerium unermüdlich an das „Verbot" erinnert und auf geheimnisvolle Weise von postalischen wie telefonischen Bestellungen des Medikaments Ukrain erfährt. Besonders auffällig war dies bei einem Arzt, der bisher niemals Ukrain verschrieben oder bestellt hatte.[28] Am 17. Juni 1998 bestellte er zum allerersten Mal telefonisch dieses Krebsmittel. Per Post erhielt er die Sendung, der auch eine Rechnung beigelegt war. Wie er glaubwürdig versicherte, habe er niemandem die Rechnung gezeigt. Trotzdem erhielt er am 20. Juli den „Erlaß" des Gesundheitsministeriums, wonach die Verwendung von Ukrain untersagt sei.

Bei der Verfolgung dieser Taktik scheint das Ministerium unermüdlich zu sein. Die Bestellungen der Ärzte lösen fast automatisch die Zusendung dieses „Erlasses" aus, der manchmal sogar noch vor Eintreffen der bestellten Ampullen oder gleichzeitig mit diesen eintrifft. Da diese „Erlässe" ausschließlich jenen Ärzten, die Ukrain bestellt haben, ins Haus flattern und niemals solchen, die nicht mit Ukrain arbeiten, rätselt Nowicky darüber, wie angesichts des Postgeheimnisses und des Verbots von Telefonabhören dem Ministerium die Kunde von den Bestellungen zufliegen kann. Ein Zufall ist auszuschließen, da es sich um bisher 258 Ärzte handelt, denen unter Androhung von Strafen dieses rechtswidrige „Verbot" kundgetan worden ist.

Im Gegensatz zu den Klinikern, denen Ukrain keinen Versuch wert zu sein scheint, haben Praktiker im In- und Ausland längst jene Beweise für die Wirksamkeit von Ukrain in der

---

[27] Eine kurze Zusammenfassung von „Erfahrungsberichten von Ärzten, Wissenschaftlern und Patienten" aus Österreich liegt als Broschüre vor. Der US-Krebsarzt Dr. Atkins widmete im Buch „An Alternative Medicine Definitive Guide to Cancer" breiten Raum der Ukrain-Therapie.

[28] Name ist bekannt.

97

Krebsbehandlung erbracht, nach denen die Zulassungsbehörde
angeblich so lechzt. Freilich kann gemäß der geltenden Bestimmungen eine auch noch so große Sammlung von Einzelfällen
die klinische Prüfung nicht ersetzen, die nach wie vor verhindert wird. Patienten, die um ihr Leben fürchten, können diese
Haltung der „Großkopferten" nicht verstehen. Schleierhaft ist
das auch so manchem Praktiker, der in seiner Ordination die
Wirkung von Ukrain verfolgt hat. In den „Erfahrungsberichten" haben sie ihre Beobachtungen dokumentiert. Dort kann
man beispielsweise die erzielten Resultate eines Kreisarztes aus
dem Burgenland nachlesen[29], der 12 Krebskranken Ukrain ver-
abreichte. Bei einem 61jährigen mit Prostatakrebs, der nach einer Teiloperation in „schlechtem Zustand, kaum gehfähig"
war, konnte nach Verabreichung von 29 Ampullen Ukrain eine
„massive Verbesserung des Allgemeinzustandes" festgestellt
werden. Bei einer 75jährigen Patientin mit lymphatischer Leukämie, die keine chemotherapeutische Behandlung erhielt,
heißt es: „Nach Ukrain-Therapie ist ihre Krankheit zurückge-
gangen, sämtliche Lymphknoten (sind) abgeschwollen und
sind nicht mehr nachweisbar."
Alle Fälle liegen zu kurz nur einige Jahre zurück, als daß ein
abschließender Befund vorliegen könnte. Bemerkenswert ist
freilich die Zusammenfassung, die sich mit sämtlichen Berichten anderer Ärzte deckt:
„Bei meinen Beobachtungen", so berichtet der Kreisarzt,
„stellte ich fest, daß das Mittel Ukrain eine wirkliche Hilfe darstellt und eine positive Ergänzung zu anderen Behandlungen
ist. Neben zu erzielenden Remissionen ist zu vermerken, daß
sich die Patienten während und nach der Behandlung wohlfüh-
len und ihr Leben lebenswerter geworden ist."
Ein Wiener Praktiker, der seit fast zwanzig Jahren Ukrain

---

[29] Name ist bekannt. Um diesen Ärzten Schwierigkeiten von seiten der Ärztekammer sowie der Gesundheitsbehörde zu ersparen, können die Namen
leider nicht genannt werden.

anwendet und auf Grund seiner Erfahrung für niedrige Dosen plädiert, stellt fest: „Ukrain hat definitiv eine tumorhemmende Wirkung." Sogar bei Patients im fortgeschrittenen Stadium. „Da in diesen Fällen", berichtet er, „naturgemäß eine sehr ungünstige Prognose besteht, finde ich es sehr bemerkenswert, daß bei der überwiegenden Anzahl der Patienten eine jedenfalls beträchtlich über die erwartete Prognose hinausgehende Lebensverlängerung bei gleichzeitiger Steigerung der Lebensqualität dieser Patienten erzielt werden konnte. Die Leute hatten weit weniger Schmerzen und fühlten sich kräftiger, oft nahmen bereits bestehende Schmerzen im Lauf der Behandlung spürbar ab!"

Abschließend spricht auch er sich für eine rasche Zulassung von Ukrain aus, „da hierdurch (…) eine beträchtliche Verbesserung der allgemeinen Prognose bezüglich Lebensdauer und Lebensqualität zu erwarten ist. Dies ist um so bedeutungsvoller, als die derzeit übliche Tumornachsorge mit Chemotherapie und Irradiatio (Bestrahlung) negative Auswirkungen auf das Patientenimmunsystem hat, was auf lange Sicht die Prognose entscheidend verschlechtert."

Betont wird ausdrücklich, daß Ukrain die Bildung von Metastasen beziehungsweise deren Weiterwachsen verhindert.

Eine Fachärztin mit jahrelanger Erfahrung an einer Klinik im Ausland kann das alles nur bestätigen. Seit sieben Jahren behandelt sie vorwiegend austherapierte Patienten, „welche, von der Schulmedizin aufgegeben, verzweifelt eine letzte Therapiemöglichkeit gesucht hatten. Vorauszuschicken ist, daß bei allen diesen Patienten eine unerwartete subjektive und objektive Verbesserung sowohl des physischen als auch des psychischen Zustands nach den ersten Ukrain-Injektionen eintrat, was ich keinesfalls als Placebo-Effekt definieren kann. Die Patienten verbesserten ihre Eß- und Schlafgewohnheiten, berichteten über Schmerzerleichterungen, so daß in vielen Fällen die Gabe von starken Analgetika überflüssig wurde. Sie verloren ihr

‚Krankheitsgefühl‘, und ihre anfänglich depressive Grundstimmung erhellte sich. Anzumerken ist, daß die meisten Patienten aus eigenem Antrieb über ihre neuen, verbesserten Lebensgefühle erzählten."

In ihrem Erfahrungsbericht stellt die Fachärztin einige „auffallende Therapieerfolge" vor. So kam eine 66jährige Patientin mit einem bösartigen Melanom am Unterschenkel mit massivem Lymphödem (Wasseransammlung) am Bein und multiplen Metastasen im Großhirn und Spinalkanal in ihre Ordination. Sie war als unheilbar aus dem Spital entlassen worden. Nach der dritten Ukrain-Kur bildeten sich der massive Primärtumor und das Lymphödem zurück. Der Tumor konnte nun operativ entfernt werden, die Metastasen im Zentralnervensystem wurden kleiner. Nach der siebenten Ukrain-Kur sind keine Metastasen mehr nachweisbar. Die Patientin ist drei Jahre rezidivfrei, fühlt sich gesund, erhält aber in immer größer werdenden Abständen weiterhin Ukrain.

Ferner berichtet die Fachärztin von einem 60jährigen Mann, der mit metastasierendem Lungenkrebs ebenfalls als unheilbar aus dem Spital entlassen worden war. Man konnte ihm keine einzige Therapiemöglichkeit mehr vorschlagen. „Schwerste Atemnot, kann nur wenige Meter gehen, ohne ausrasten zu müssen. Während der Ukrain-Kur erfährt der Patient eine ans Wunder grenzende Verbesserung seines Zustands. Die Atembeschwerden verschwinden fast vollständig, er kann stundenlange Wanderungen unternehmen. Er stirbt drei Monate später während einer Untersuchung im Spital, nachdem ihm kurz zuvor Morphium gespritzt wurde."

Ein ähnliches Ende war auch Frau S. aus Waidhofen beschieden, die an einem Magenkrebs litt und nach der Spitalsentlassung mit Ukrain behandelt wurde. Ein Brief ihrer Tochter schildert die Umstände: „Es ist ihr bis vorigen Oktober sehr gut gegangen. Mutter konnte alles essen und hatte keine Schmerzen. Dann ist sie zur nächsten Kontrolle ins Krankenhaus. Es wurde wieder eine Magenspiegelung gemacht. Der Arzt, der die ersten zwei Untersuchungen gemacht hatte, war nicht da, daher führte ein anderer Arzt die Magenspiegelung durch. Dieser entnahm drei Gewebeproben. Was sehr schmerzhaft für meine Mutter war. Ab dieser Untersuchung vertrug Mutti kein Essen mehr, sie mußte immer erbrechen und hatte große Schmerzen. Ab Weihnachten konnte sie manchmal auch schon flüssige Nahrung nicht mehr bei sich behalten. Die letzten Monate erbrach sie dann auch Blut. In den letzten drei Wochen vor ihrem Tod konnte meine Mutter weder essen noch trinken. Wir glauben, daß Mutter heute noch leben würde, wenn damals eine Computertomographie durchgeführt worden wäre."

Unter den vielen Fallgeschichten, bei denen es sich in den meisten Fällen um sehr weit fortgeschrittenen Krebs handelt, sind naturgemäß viele, bei denen Ukrain zwar ein subjektiv verbessertes Allgemeinbefinden bewirkte, doch die Grundkrankheit bestenfalls verzögern, ihren tödlichen Ausgang jedoch nicht verhindern konnte. Die meisten Remissionen waren dort zu bemerken, wo das Stadium II nicht überschritten war. Auch gab es Fälle, wo Ukrain überhaupt nichts bewirkte. Woran das liegt, konnte bisher noch nicht geklärt werden. Es scheint, als ob Ukrain besonders wirksam ist bei Bauchspeicheldrüsen-, Dickdarm- und Prostatakrebs, Melanom sowie bei Krebsarten, welche in die Leber metastasieren.

Ich habe selber in meiner Verwandtschaft die erstaunlich rasche Besserung bei Lungenkrebs beobachten können. Beide Patienten wurden von quälendem Husten geplagt, konnten nur noch vorwiegend liegend den Tag bewältigen, einer mußte immer wieder an die Sauerstoffflasche angeschlossen werden. Nach einigen Wochen konnten beide wieder anfangen, ein normales Leben zu führen, nach zwei Monaten war der Husten verschwunden, und die Lebensqualität hatte sich nahezu normalisiert. Auch scheint Ukrain als erfreuliche „Nebenwirkung" einen günstigen, zum Teil heilenden Effekt bei arthritischen und rheumatischen Beschwerden zu haben.

Diesen eigentlich sensationellen Aspekt übergeht erstaunlicherweise ein Gutachten von Professor G. Hitzenberger, Facharzt für Innere Medizin und gerichtlich beeideter Sachverständiger in Wien. Dieser wurde nämlich vom Landesgericht Innsbruck aufgefordert, ein Gutachten zum Fall Gerlind Schöpf[30] aus Lienz zu erstellen, die den Ersatz der Kosten für eine Ukrain-Behandlung vor und nach der Operation ihres Brustkrebses von der Sozialversicherung eingeklagt hatte.

Der Operationsbefund spricht von einem „rechtsseitigen Mamma-Karzinom im Stadium T3. Feingeweblich handelt es sich um ein mäßig differenziertes invasives ductales Karzinom, Malignitätsgrad II mit Lymphgefäßeinbruch". Ein Jahr vor der Feststellung des Brustkrebses mußte die Patientin eine Erwerbsunfähigkeitspension beantragen, die ihr auch auf Grund rheumatischer Beschwerden, degenerativer Wirbelsäulenveränderungen sowie Veränderungen im Bereich der Gelenke und Krampfadern zugesprochen wurde. Diese Beschwerden plagten Frau Schöpf seit 1989, wie sowohl der behandelnde Arzt als auch eine Physiotherapeutin festgestellt hatten. Letztere erinnerte sich, daß sie „noch nie einen Patienten in so schlechtem Zustand behandelt hatte", wie auch im Gutachten vermerkt ist. Dort wird allerdings ein Zusammenhang der rheumatischen Beschwerden mit Mamma-Karzinom (ein Verdacht, den der Internist des Krankenhauses Lienz geäußert hatte) „mit an Sicherheit grenzender Wahrscheinlichkeit" zurückgewiesen.

In seinem negativen Gutachten kommt Internist Hitzenberger zu dem Schluß, daß eine Wirkung von Ukrain nicht nachweisbar wäre und daher die Kosten nicht zu ersetzen seien. Daß die Patientin, „die Klägerin", ausdrücklich anmerkt, daß ihr

---

[30] Der Verfasserin liegt eine notariell beglaubigte Zustimmung zur Veröffentlichung des Falles vor. Der Datenschutz wird demnach nicht verletzt.

Gesundheitszustand sich merklich verbessert habe, „so daß viele Bewegungsabläufe, die vorher unmöglich gewesen wären, jetzt ohne Mühe durchführbar wären, obwohl keine Antirheumatika noch schmerzstillende Mittel eingenommen wurden", läßt den Gutachter-Internisten nicht aufhorchen. Dabei ist sein eigener Text doch deutlich genug, um im Zusammenhang mit Ukrain auch an Beschwerden des rheumatischen Formenkreises zu denken, die so viele Menschen bis zur Arbeitsunfähigkeit plagen und die Sozialversicherungen Milliarden kosten. Denn er vermerkt ausdrücklich, daß die Patientin nun „ihren rechten Arm wieder komplett und schmerzlos bis über Kopfhöhe ausstrecken" könne, „Sitzen und Autofahren seien kein Problem mehr, das Gehen fiele ihr leicht, sie fühle sich regelrecht leichtfüßig".

Der Gutachter führt sogar zur Begründung seiner Ablehnung von Ukrain an, „daß der Gesundheitszustand schon lange vor Feststellung des Mamma-Karzinoms schlecht war und sich sukzessive verschlechterte. Die Beschwerden betrafen allerdings in erster Linie die Wirbelsäule, wurden immer als degenerativ bezeichnet". Und weiter heißt es, da keine Metastasen aufgetreten waren: „Es läßt sich daher auch nicht beweisen, daß die Ukrain-Kur irgendeinen Erfolg gebracht hat, da auch ohne eine solche Kur und auch ohne eine andere Chemotherapie das Auftreten von Metastasen nach einer Radikaloperation nicht zwangsläufig erfolgt." Zum Schluß heißt es: „Ob die Besserung des Gesamtzustandes auf die Therapie mit Ukrain zurückzuführen ist oder nicht, läßt sich ebensowenig beantworten. Schließlich wurde Ukrain nicht zur Behandlung von Wirbelsäulendegenerationen oder Störungen degenerativer Art im Bereich der Fingergelenke eingesetzt. Als Antirheumatikum ist es nach Kenntnis des unterzeichneten Gutachters nicht einmal zur Registrierung beantragt."

Da Professor Hitzenberger als Internist zweifellos auch immer wieder mit diesen äußerst schmerzhaften Rheumaerkrankungen zu tun hat, wäre es doch naheliegend gewesen, wenn er sich mit Ukrain in diesem Sinne beschäftigt hätte. Sollte sich nämlich bewahrheiten, wovon Krebspatienten mit Rheuma oder Arthritis immer wieder berichten (auch meine Schwester hatte nach einigen Ukrain-Kuren keinerlei Beschwerden mehr mit ihrer Periarthritis), so wäre das doch in der Tat eine sensationelle „Nebenwirkung" von Ukrain und sollte, auch ohne Zusammenhang mit Krebs, sofort und eingehend erforscht werden. Statt dessen tut der Gutachter so, als ob ein Medikament lediglich durch die Registrierung seine Wirksamkeit erhielte. Und er bleibt dabei, daß „ein Erfolg der Ukrain-Behandlung nicht belegt" werden könne. Daß es der Patientin wieder bestens ginge, spielte in diesem Zusammenhang offenbar keine Rolle.

Von Interesse wäre: Wie erklärt sich der Professor das Verschwinden der massiven rheumatischen Beschwerden, da doch keines der hiefür bekannten Arzneimittel eingesetzt wurde und nicht einmal er von „Spontanheilung" spricht?

Selbstverständlich brauchte nach diesem Gutachten die Sozialversicherung die Kosten für Ukrain nicht zu ersetzen. Wie in zahlreichen anderen Fällen. Einer von diesen ist momentan bei der Menschenrechtskommission des Europarates in Straßburg anhängig.

Die Klägerin Frau J. H. wurde im Juli 1988 an Dickdarmkrebs (Adenokarzinom der rechten Colonflexur C1) operiert. „Das Coloncarcinom des Stadiums Dukes C hat eine ohne Zweifel schlechte Prognose", wie Professor Dr. Christoph Zielinski von der Onkologie im Wiener AKH in seinem (negativen) Gutachten vermerkt. „Wovon die Patientin zum Glück nicht betroffen ist."

Dieses Glück verdankt sie, wie sie überzeugt ist und wie es zwei Ärzte bestätigten, mehreren Ukrain-Kuren. Denn zwischen der Operation von 1988 und dem Zielinski-Gutachten liegen immerhin sieben Jahre. Allerdings hat Frau H. keine Chemotherapie erhalten, weshalb denn auch der Gutachter sinniert, daß eventuell auch eine der üblichen Chemotherapien sich als „durchaus sehr effektiv" hätte erweisen können. Trotzdem war sie damals nach der Operation – ein gut kindskopfgroßer Tumor wurde entfernt, nicht aber alle Lymphknotenmetastasen – in so schlechtem Zustand gewesen, daß deswegen keine Chemotherapie durchgeführt und sie mit der düsteren Prognose nach Hause entlassen wurde, daß die Situation aussichtslos sei und nur mehr wenige Lebensmonate zu erwarten wären. So jedenfalls beschied man ihrem Gatten. Sie war also in jenem lebensbedrohlichen Zustand, den Paragraph 12 des Arzneimittelgesetzes meint, bei dem auch ein nicht registriertes Präparat verabreicht werden darf.

Dennoch lehnte die Wiener Gebietskrankenkasse das Ansuchen auf Kostenübernahme mit der frei erfundenen Begründung ab, daß bei Ukrain, abgesehen davon, daß die medizinische Wirkung nicht nachgewiesen sei, „zudem mit schwerwiegenden Nebenwirkungen zu rechnen" wäre. Auf die Anfrage von Frau H., welche diese Nebenwirkungen seien, antwortete die Gebietskrankenkasse, daß laut Auskunft des Gesundheitsministeriums Ukrain „derzeit im Stadium der klinischen Prüfung ist" und die Bekanntgabe von Zwischenergebnissen wie Wirkung und Nebenwirkung vor Abschluß der klinischen Prüfung nicht gestattet sei. Daß sie als aussichtsloser Fall bereits vor sieben Jahren nach Hause geschickt worden war und immer noch lebte, war den Bürokraten keinen Gedanken wert.

Frau H. klagte die Wiener Gebietskrankenkasse beim Arbeits- und Sozialgericht. Es wurden Gutachten bestellt. Darunter jenes von Professor Zielinski, der sieben Jahre später feststellte, daß die schlechte Prognose bei einem Stadium C „zum Glück die Patientin nicht betroffen" habe. Er schloß sich „der bisherigen Auffassung an, der Patientin das Präparat Ukrain und seine Kosten nicht zu ersetzen. Zusammenfassend besteht in der vorliegenden Situation keinerlei Indikation für die ohnehin fragwürdige Effektivität des Präparats."

Dem widerspricht ein Wiener Praktiker, der zur Stellungnahme aufgefordert wurde und selbst seit langem mit Ukrain arbeitet:

„Die Patientin J. H. befand sich sehr wohl in Lebensgefahr, sowohl prä- als auch postoperativ. Ich habe einen ganz ähnlichen Fall mit Ukrain behandelt, nämlich eine 30jährige Patientin mit einem Coloncarcinom und Lymphknotenmetastasen, die genau so eine Hemicolectomie wie Frau J. H. hatte und zusätzlich auch eine ausgedehnte Knochen- und vor allem Lebermetastasierung. Nach drei Monaten Ukrain-Therapie waren die Lebermetastasen verschwunden! Dies wurde mit mehreren Computertomographien, MRI und Ultraschall nachgewiesen."

„Da ich seit langer Zeit mit Ukrain arbeite", fährt der Arzt fort, „und immer noch zunehmend sehe, welch unbegreifbar positive Wirkung es entwickeln kann, sowohl auf das Tumorgeschehen als auch auf das Immunsystem, kann ich mir in diesem speziellen Fall der Frau H. keinen anderen Grund für das Überleben der Patientin vorstellen als die Wirkung des Ukrain. Ich bin gerne bereit, meine zahlreichen – medizinisch nachweisbaren – Fälle vorzustellen, wo die Patienten ihr Überleben nur der Wirkung des Ukrain zu verdanken haben."

Wie erwartet, interessierte sich niemand für dieses Angebot.

Zwei weitere Ärzte, die mit Ukrain Erfahrung hatten, nahmen gleichfalls Stellung. Dabei brachte Dr. P. K. in Erinnerung, daß laut den Daten der Weltgesundheitsorganisation (WHO) die Fünf-Jahre-Überlebenszeit bei Adenokarzinom des Dickdarms mit Lymphknotenmetastasen im Stadium Dukes C1 nur 7 Prozent beträgt. Und daß Rezidive auch nach dieser Zeitspanne gemäß klinischer Erfahrung zu erwarten sind. Dies zu verhindern, sei von „höchster Bedeutung". Auch ein Kollege bestätigte, daß in diesem lebensbedrohlichen Fall der Paragraph 12 des Arzneimittelgesetzes Anwendung finde.

„Wenn also Professor Zielinski (nach sieben Jahren) betont, daß die Patientin zum Glück nicht von dieser schlechten Prognose des Coloncarcinoms Dukes C1 betroffen ist, so läßt er völlig außer acht, daß das sehr wohl auf das Ukrain zurückgeführt werden kann. Noch mehr: dadurch daß nach der Aussage von Professor Zielinski die Chancen zum Zeitpunkt der Operation so schlecht waren, so ist es sogar *eher wahrscheinlich,* daß dieses nunmehrige Nicht-Zutreffen der ungünstigen Prognose bei Frau H. auf das Ukrain zurückzuführen ist."

Da inzwischen eine Klage beim Verfassungsgericht wegen des „Erlasses" des Gesundheitsministeriums lief, der die Anwendung von Ukrain untersagte, wurde das Verfahren von Frau J. H. unterbrochen, worauf ihr Anwalt Dr. Michael Graff Einspruch erhob.

Am 19. Juni 1996 stellt der Verfassungsgerichtshof fest, „daß nicht gehörig kundgemachte Verordnungen keinerlei Rechtswirkung entfalten, und daß diese sohin von den Gerichten auch ohne Anfechtung vor dem Verfassungsgerichtshof von vornherein nicht anzuwenden sind." Womit sich Krankenkassen vor Gericht nicht mehr auf ein „Verbot" von Ukrain berufen dürfen.

Das Verfahren in Sachen J. H. wurde nun fortgesetzt mit neuen Gutachten und Gegengutachten. Ein Internist, Dr. Donatus Pokorny, stellte am 12. August 1996 – inzwischen also acht Jahre nach der Operation – fest, daß sich bei der Patientin keine Metastasen in den Lymphknoten befunden hätten, auch sei nirgends festgestellt, daß Ukrain „zur Behandlung bestehender Tumormanifestationen" oder wegen eines zu erwartenden Rezidivs eingesetzt worden sei. Auf die Tatsache, daß die Ärzte im Krankenhaus nach durchgeführter Operation die Patientin ohne weitere Behandlung nach Hause geschickt und dem Ehegatten mitgeteilt hatten, daß nichts mehr zu machen und die Lebenserwartung nur noch in Monaten zu prognostizieren sei, wurde nicht eingegangen. Dieses Gutachten wurde in einem Gegengutachten in allen seinen Teilen zerpflückt, dem Gutachter Pokorny offenkundige Voreingenommenheit vorgeworfen und sein Argument, wonach bei Dickdarmkrebs nach Operationen und ohne weitere Behandlung die Patientin laut Statistik eine dreißigprozentige Überlebenschance gehabt hätte und daher Ukrain nicht notwendig gewesen wäre, als „ein Skandal für sich" bezeichnet.

Nun reichte Pokorny ein „interimistisches Ergänzungsgutachten" ein, in dem er behauptete, daß Ukrain in diesem Fall „rein spekulativ" eingesetzt worden und schon deshalb untauglich gewesen sei, weil nach der Operation bei den regelmäßigen Untersuchungen kein Rezidiv und keine Metastasen nachweisbar gewesen waren. Daß Ukrain möglicherweise die Ursache dieser erfreulichen Entwicklung gewesen sein könnte, wie die behandelnden Ärzte übereinstimmend aussagten, wurde nicht einmal in Erwägung gezogen.

Damit stellte Gutachter Pokorny den behandelnden Ärzten im AKH ein vernichtendes Urteil aus, hatten diese doch neun Jahre zuvor die offenbar doch gar nicht so kranke Patientin als moribund entlassen und dies dem Ehemann eindeutig gesagt.

Der Fall schleppte sich auch ins folgende Jahr. Am 30. Dezember 1996 wurde der Leiter der Medizinischen Abteilung des Wilhelminenspitals in Wien, Dr. Heinz Ludwig, mit einem weiteren Gutachten beauftragt. Dieser stellte vorab einmal fest, daß keine Fernmetastasen vorlagen, „so daß das Tumorstadium als Dukes C1 eingestuft wurde". Bei diesem liege die Heilungsrate bei 40 bis 50 Prozent bei alleiniger chirurgischer Therapie. Beim anderen Teil der Patienten komme es zu einem Krankheitsrezidiv, „was letztlich zum Ableben der Patienten führt". Da keine Studien vorlägen, die mit der „gebotenen wissenschaftlichen Sorgfalt" durchgeführt worden seien, könne nicht davon ausgegangen werden, daß Ukrain „ein taugliches Behandlungsinstrument für Patienten in diesem Krankheitsstadium darstellt".

Der die Patientin J. H. behandelnde praktische Arzt Dr. Thomas Kroiss wurde nun um seine Darstellung gebeten. Er hatte als einziger den Leidensweg der Krebskranken verfolgt und sie sechs Wochen nach der Operation in Behandlung übernommen. „Es gab", so bestätigt er, „deutliche Anzeichen von einer weiterhin bestehenden Krankheit." Sie selber wußte nichts davon, hatten die Ärzte doch nur ihrem Mann gesagt, daß eine Chemotherapie keinen Sinn und seine Frau nur noch einige Monate zu leben hätte. Deshalb, so Kroiss, habe er mit einer „ausgiebigen ganzheitlichen Therapie" begonnen, zu der auch Ukrain gehörte.

Gestützt auf die negativen Gutachten von Pokorny und Ludwig, wies das Arbeits- und Sozialgericht Wien die Klage auf Ersatz der Kosten für Ukrain am 14. März 1997 ab. Frau J. H. ging in die Berufung. Und mit Datum vom 5. Juni 1997 reichte sie ihre Beschwerde bei der Europäischen Menschenrechtskommission ein.

„Es entsteht für mich der Eindruck", schrieb sie, „daß das Arbeits- und Sozialgericht Wien versucht, die Entscheidung so lange zu verschleppen, bis ich möglicherweise noch vor Beendigung des Verfahrens sterbe." Sie könne das Medikament nicht weiter bezahlen. Dies ist nur ein Beispiel unter vielen.

Parallel dazu lief ein Verwaltungsverfahren wegen der säumigen Haltung des Gesundheitsministeriums bei der Zulassung von Ukrain. Nachdem der Verwaltungsgerichtshof den negativen Bescheid dieser Behörde aufgehoben hatte, stellte Nowicky den Antrag, das Gesundheitsministerium möge einen anderen Gutachter bestellen.

Dies geschah. Hatte Nowicky nun ein objektives Gutachten über Ukrain erwartet, wurde er alsbald eines Schlechteren belehrt. Der Auftrag, den Ministerialrat Jentzsch am 1. September 1997 an den Vorstand des Instituts für Klinische Pharmakologie der Universität Wien, Professor Dr. Hans Jörg Eichler, als Sachverständigen erteilte, bestand lediglich darin, die bisherigen negativen Gutachten zu begründen. Es wurde ausdrücklich auf jenen Paragraphen hingewiesen, der die Umstände aufzeigt, unter denen ein Medikament abgelehnt werden muß. Das und nichts anderes sollte Eichler begründen.

Dabei hatte Nowicky in seinem Antrag ausdrücklich darauf hingewiesen, daß er alles etwaige Fehlende beibringen wolle; auch hatte er angeboten, die Professoren der ausländischen Studie samt gerichtlich beeidigten Dolmetschern nach Wien zur Befragung zu holen. Er hätte deren Einverständnis.

Nichts von alledem konnte den Gutachter interessieren, hatte er doch nur den Auftrag, die negativen Bescheide der obersten Gesundheitsbehörde zu begründen. Kein Wunder also, daß Eichlers Gutachten meilenweit von einer neutralen, objektiven Sicht entfernt ist.

Ein Beispiel: Nowicky bot gesicherte Beweise für die gute Verträglichkeit von Ukrain an, was mit der erstaunlichen Begründung, das sei nicht relevant, abgelehnt wurde. Um dann im Gutachten als „nicht gesichert" aufzutauchen. Dieses lag nach knapp zwei Monaten vor.

Nach der Lektüre des 17 Seiten umfassenden Gutachtertextes fällt auf, daß der Verfasser offensichtlich bemüht ist, sich abzusichern, falls Ukrain doch wirksam wäre, andererseits jedoch hauptsächlich der Argumentation der Behörde folgt, wenn er abschließend zusammenfaßt: „Es liegt daher keine einzige Unterlage vor, welche dem heutigen Stand der Wissenschaft entsprechend und glaubwürdig einen Patientennutzen durch Ukrain belegt." Und weiter: „Die in nahezu allen Berichten beschriebene gute Verträglichkeit von Ukrain ist als ebenso wenig belegt anzusehen wie die beschriebene Wirksamkeit."[31]

---

[31] In sechs klinischen Studien wurden 271 Patienten hinsichtlich der Verträglichkeit beziehungsweise der toxischen Nebenwirkungen von Ukrain untersucht. Alle betonten Wirksamkeit und gute Verträglichkeit der Substanz. Ukrain wurde als „very safe anticancer drug with extremely wide range of dosage being able to administer without taking unpredictable risks into consideration", wie es im „Clinical Report", einer Übersicht über die Entwicklung des Pharmazeutikums Ukrain des Baseler Onkologen Dr. Ludwig Plasswilm und des deutschen Biologen Harald von Eick, heißt.

Sodann folgt der erstaunliche Passus: „Aus diesen oben ge-
schilderten Überlegungen ergibt sich, daß eine günstige Nut-
zen-Risiko-Abschätzung für Ukrain nicht getroffen werden
kann. Ich möchte ausdrücklich betonen, daß dieses negative
Urteil nicht darauf gründet, daß der behauptete Nutzen und
die behauptete gute Verträglichkeit von Ukrain für eine Zulassung dieses Arzneimittels inadäquat seien – im Gegenteil, der
behauptete Nutzen muß als spektakulär bezeichnet werden –,
sondern auf der Unglaubwürdigkeit der vorgelegten Daten."

Die Hatz wird schärfer

Nicht nur Gutachter und Gerichte, sogar die Staatspolizei mußte sich mit Ukrain befassen. Allerdings nicht mit dessen Verhinderung, sondern mit überaus dubiosen Vorgängen, die sich im Umfeld dieses Krebsmittels ereigneten.

Eines Abends tauchte in Nowickys Wohnung ein Vertreter der Staatspolizei, Herr Johann Wagner, auf, der dem verdutzten Erfinder mitteilte, der Staatspolizei sei zugetragen worden, der Geheimdienst eines Mittelmeerstaates hätte den Auftrag erteilt, Nowicky zu liquidieren. Der gedungene Mörder habe sich jedoch den Ordnungshütern anvertraut.

Der Fall, der sich bereits 1996 zugetragen hatte, gewann neuerlich Aktualität, als im Frühjahr 1998 ein Paket expreß und eingeschrieben in Nowickys Krebsinstitut (Ukrainian Anti-Cancer Institute) in der Margaretenstraße eintraf. Als Absender der Postsendung firmierte die Finanzlandesdirektion für Wien, Niederösterreich und das Burgenland, Präsidium, Geschäftsabteilung 1–7, Wien 3., Vordere Zollamtstraße. Aufgegeben worden war die Sendung jedoch laut Poststempel am Postamt 1092, also im 9. Bezirk.

Nowicky befand sich gerade auf einem Kongreß in den USA, so daß der zufällig im Institut anwesende Zweite Präsident, Dipl.- Ing. Tibor Nemeth, das Päckchen öffnete. In einer ganz gewöhnlichen Schuhschachtel befand sich das Skelett eines Hummers, was bei Nowicky Assoziationen an Mafia-Gebräuche wachrief, etwa an den abgetrennten Kopf eines Pferdes im Film „Der Pate".

Nowicky hätte die Sache auf sich beruhen lassen und unter „Terror" bei sich registriert, wenn ihm nicht sein Steuerberater Dr. Peter Obermayer dringend geraten hätte, die Sache anzuzeigen. Also begab er sich schließlich mit dem Corpus delicti zur Polizei, wo die Schuhschachtel samt Inhalt photographiert wurde. Ohne weitere Konsequenzen. Selbstverständlich hatte die Finanzlandesdirektion als Amt mit der Sache nichts zu tun.

Hingegen erfuhr Nowicky von seinem zuständigen Finanzamt über seinen Steuerberater, daß ihm nicht nur eine Prüfung ins Haus stehe (die inzwischen ohne Beanstandung über die Bühne gegangen ist), sondern daß sein Finanzamt zwei Ampullen seines Ukrain-Präparates angefordert habe, um selber die Höhe der Produktionskosten festzustellen, die dortamts als zu hoch angegeben schienen. Auf Grund welcher Forschungstätigkeit die Beamten auf den Betrag von 20 Euro pro Ampulle kamen, wird ein Geheimnis der Steuerverwaltung bleiben.

Als wären der Schikanen noch immer nicht genug, werden ausländische Abnehmer, die seit längerem Ukrain beziehen und die Bezahlung bisher anstandslos über die Credit-Anstalt (Länderbank) abwickelten, plötzlich mit österreichischen Kapriolen konfrontiert. Anstatt beispielsweise einen geringen Betrag von 3000 Dollar wie bisher Nowickys Konto gutzuschreiben, ging das Geld ohne Begründung an den Absender zurück. Daß Nowicky daraufhin seine Bank wechselte, ist nur zu begreiflich.

Fast gleichzeitig wurden in den USA plötzlich sehr viel billigere Ukrain-Präparate auf den Markt gebracht, die innerhalb von nur einer Woche auch in England, Kanada und Australien auftauchten. Professor Liepins, der kanadische Ukrain-Kenner der ersten Stunde, untersuchte diese Billigprodukte, die sich als völlig wirkungslos erwiesen. Eine Füllung erwies sich auch noch als unsteril. Seither warnt die Food and Drug Administration via Internet, daß Ukrain-Ampullen unsteril seien, ja sogar das Aids-Virus enthalten könnten.

Ein Schreiben von Nowicky, in dem er auf den Irrtum hinwies und sogar jenes Institut nennen konnte, bei dessen Produkten das Aids-Virus gefunden worden war, blieb ohne Antwort. Auch wurde der Irrtum im Internet nicht berichtigt.

Während all dieser unliebsamen Geschehnisse gingen die Prüfungen über die Wirksamkeit von Ukrain in der Ukraine, dem vor allem tschernobylgeschädigten Land, weiter. Von dort hatte ja alles seinen Anfang genommen, und dort wurde auch am 15. Oktober 1998 die Zulassung von Ukrain als Krebstherapeutikum einstimmig ausgesprochen.

Das Nachsehen hat Österreich, wenn nicht ein Wunder geschieht.

Drei Jahrzehnte lang hatte sich Nowicky bemüht und alle Schikanen auf sich genommen, „aus Dankbarkeit", wie er sagt, weil ihn dieses Land aufgenommen hatte, damit von hier aus seine Erfindung die Welt erobern möge. Der finanzielle Vorteil, der dem Land daraus erwachsen könnte, war ihm wohl bewußt. Gehen doch für Chemotherapeutika allein jährlich 1,5 Milliarden Schilling – abzüglich der „Provisionen", worunter auch „Zuwendungen" zu verstehen sind – in die USA. Und obwohl Ukrain noch nicht zugelassen ist, kommen 17 Millionen allein aus dem Verkauf von Ukrain wieder zurück. „Der wirtschaftliche Aspekt ist für uns ganz uninteressant", hatte Dr. Johann Jentzsch, Ministerialrat im Gesundheitsministerium und zuständig für die Zulassung, in einem Gespräch am 8. Februar 1994 wörtlich erklärt und sich geradezu euphorisch gezeigt, als ich ihn auf die Gefahr, Nowicky könne ins Ausland gehen, hinwies. „Er soll nach Deutschland gehen!" jubelte er.

Eine in Deutschland im Februar 1998 erstellte Studie Harald von Eicks, des Direktors der Sparte „Business Development" innerhalb eines international tätigen Dienstleistungsanbieters auf dem Gebiet der Klinischen Forschung (CRO), mit Fachgebiet „Strategisches Marktmanagement Immunologie/ Onkologie", zeigt, daß der wirtschaftliche Aspekt in keiner Weise „uninteressant" für das Land ist, in dem Ukrain hergestellt und vertrieben wird. Angesichts der Tatsache, daß Ukrain in den zu verabreichenden Dosen nicht toxisch ist, daß die Lebensqualität – selbst im Endstadium, wenn alles andere versagt hat – signifikant verbessert wird, seien die Marktaussichten, so von Eick, überaus positiv zu bewerten.

Bedenkt man, daß im ersten Jahr, in dem Ukrain zur Verfügung steht, dieses vorwiegend an Patienten im Endstadium, wenn die Schulmedizin nichts mehr vermag, angewandt werden wird, geht von Eick trotzdem davon aus, daß Ukrain in den ersten drei Jahren 30 Prozent Marktanteil in Europa gewinnen kann, das heißt, daß 76.500 Patienten davon profitieren würden. Für ein neues Therapeutikum auf dem Gebiet der Onkologie wäre das eine ungewöhnlich erfolgreiche Perspektive, schreibt von Eick. Nowicky selber ist mit solchen Prognosen etwas zurückhaltender. „Auf Grund der bisherigen Untersuchungen bezüglich Wirksamkeit und Verträglichkeit ist ein Marktanteil von fünf bis zehn Prozent bei der Behandlung von solidären (dichten) Tumoren wie Brust-, Colon- und Rectumkrebs sowie Lungenkrebs Prostata- und Blasenkrebs, aber auch Melanomen realistisch", heißt es in seinem Ansuchen an den Forschungsförderungsfonds der Gewerblichen Wirtschaft (FFF).

Unter den aufgezählten Krebserkrankungen fällt auf, daß auch jene drei enthalten sind, bei denen die Medizin heute noch immer weitgehend machtlos ist, nämlich metastasierender Brust-, Dickdarm- und Lungenkrebs, wie bei einer Diskussion heimischer Onkologen am 7. Februar 1997 im Radio zu hören war.

Der eigene Umsatz wird in dem Ansuchen an den FFF mit etwa 500.000 Euro im Inland und mit 600.000 Euro im Ausland angegeben. Das Gesamtmarktvolumen im Projektbereich wird mit 100 Millionen Euro im Inland und 22 Milliarden Euro im Ausland beziffert, wobei in einer ersten Phase ein Produktions- und Forschungsbetrieb mit 50 Arbeitsplätzen, in der Endausbaustufe mit 200 Arbeitsplätzen, errichtet werden soll.

Der Anbau von Schöllkraut zur Gewinnung des Rohstoffs sollte weitere 500 bis 1000 Arbeitsplätze in der Agrarwirtschaft schaffen. Was das für die um ihre Existenz ringenden Bauern bedeuten würde, läßt sich unschwer vorstellen. Schließlich wäre auch das Steueraufkommen ein nicht zu vernachlässigender Faktor.

Alle diese Vorteile werden nun, wenn nicht ein Wunder geschieht, einem anderen Land zugute kommen, nur weil es eine Behörde und verschiedene Gruppeninteressen in Österreich zu verhindern gewußt haben. Es ist schwer glaubhaft, daß ein einzelner oder mehrere Beamte so erfolgreich die Verhinderungsmaschinerie lenken konnten, auch fragt sich, welches Interesse sie daran haben könnten. Wahrscheinlicher ist eher, daß große Pharmakonzerne dahinterstecken, die selber mit Milliardenaufwand Chemotherapeutika entwickelt haben und denen einige weitere Millionen zur Verhinderung eines neuen Krebsmittels keine Rollen spielen, notabene: wenn dieses bei vergleichsweise äußerst geringen Nebenwirkungen weit bessere Resultate erzielt. Daß diese Konzerne aufgestört worden sind durch die ständigen Berichte über Ukrain bei allen internationalen und nationalen Kongressen, beweist die Tatsache, daß wiederum verlockende Angebote eines international tätigen Konzerns zum Erwerb des Ukrain-Patents samt dazugehörendem Know-how eingelaufen sind.

Wassil Nowicky ist nicht der erste, der in diesem Land an Unverstand, mangelndem guten Willen, wenn nicht noch ärgerem zu scheitern droht, weil er sich erdreistet, nichts anderes zu wollen, als seine Erfindung auch selbst durchzusetzen – nicht zuletzt zum Wohl der Patienten – um damit ein Geschenk des Dankes jenem Land zugute kommen zu lassen, das ihn vor einem Vierteljahrhundert aufgenommen und ihm – wenn auch mit Hindernissen – seine Forschung ermöglicht hat.

Hätte es die vielen Ermunterungen von seiten ausländischer

Wissenschafter nicht gegeben, vielleicht hätte Nowicky längst resigniert, trotz der ihm angeborenen Hartnäckigkeit. Eine solche Ermunterung kam 1998 vom Präsidenten der Deutschen Gesellschaft für Onkologie e. V., Professor Dr. J. Beuth von der Universität Köln, der ein Programm erarbeitet hat, mit dem „alle gesetzlichen Zulassungsbedingungen erfüllt werden, insbesondere zum Wirksamkeitsnachweis in der EU", wie es in einem persönlichen Brief von Professor Beuth an Nowicky heißt. Die vergleichsweise moderaten Kosten von 80.000 Euro wollte Nowicky durch Sponsoren auftreiben. Wegen unersprießlicher Kontroversen und Quertreibereien auch hier wurde das gesamte Projekt abgeblasen.

Mittlerweile sind auch in Wien Nowickys Gegner nicht müßig gewesen. Und damit er nicht vergißt, daß seine „Freunde" im Gesundheitsministerium auch weiterhin sorgsam über ihn wachen, rufen sie sich bei jeder Gelegenheit in Erinnerung. So auch im September 1998.

Nowicky hatte aus der Ärztezeitung erfahren, daß Professor Dr. Ernst Kubista von der Frauenklinik des Wiener AKH einen Test entwickelt hatte, um die Sensitivität von Krebsgeweben gegen unterschiedliche Chemotherapeutika zu prüfen. Dabei wird bei der Operation Tumorgewebe steril entnommen und verschiedenen Chemotherapeutika ausgesetzt. Man könne, so Kubista laut Ärztezeitung, dann mit rund neunzigprozentiger Wahrscheinlichkeit sagen, welches Krebsmedikament wirkt und welches nicht.

Nowicky schrieb an den Professor und schlug ihm vor, bei diesen Tests auch Ukrain einer solchen Prüfung zu unterziehen. Er würde selbstverständlich sein Mittel gratis zur Verfügung stellen.

Der vielbeschäftigte Professor würdigte ihn keiner Antwort.

Hingegen flatterte knappe drei Wochen später ein Brief vom Gesundheitsministerium, gezeichnet vom Zulassungsbeamten Michtner, zu Nowicky ins Haus. Darin wird des langen und breiten das Arzneimittelgesetz bemüht, wonach es laut Paragraph 3 verboten ist, „Arzneimittel in Verkehr zu bringen", bei denen „nicht als gesichert erscheint, daß sie bei bestimmungsgemäßem Gebrauch keine schädlichen Wirkungen haben, die über ein nach den Erkenntnissen der medizinischen Wissenschaft vertretbares Maß hinausgehen".

Wie absurd dieser ganze Brief ist, geht aus der auch dem Ministerium zweifellos bekannten Tatsache hervor, daß es sich beim Kubista-Test um Prüfungen an Gewebekulturen (also in vitro) und keineswegs an Patienten handelt. Befürchtete man etwa, daß Ukrain womöglich Wirkung gezeigt hätte – und was dann? Oder geht es nur darum, alles zu tun, um die einmal gefaßte Entscheidung „wird nie zugelassen" nicht womöglich revidieren zu müssen?

Dazu gehört auch die Ablehnung einer Amtsbestätigung von seiten des Gesundheitsministeriums. Nowicky hatte um ein „Certificate of a Pharmaceutical Product" gebeten, womit lediglich bestätigt werden sollte, daß eine Arzneispezialität namens Ukrain tatsächlich existiert. Da Ukrain zur klinischen Prüfung freigegeben war, womit seine Existenz amtlich erwiesen schien, sollte – so meinte der unermüdliche Bittsteller Nowicky – der Bestätigung nichts im Wege stehen.

Am 5. November 1998 wurde der Antrag eingereicht. Die beigefügten Unterlagen über die Firma Solvay einschließlich der Bestätigung vom Niederländischen Gesundheitsministerium, wonach diese Firma nach GMP (Good Manufacturing Practice) arbeitet[32], wurden mit der Begründung zurückgewiesen, daß sie nicht benötigt würden. Am darauffolgenden Montag, dem 9. November, könne die Bestätigung abgeholt werden.

Am 9. November war vorerst einmal der Antrag unauffindbar. Zwei Beamte, die Herren Fleischig und Pfaffinger, suchten das Schriftstück vergebens. Zum Glück hatte der Bote von

---

[32] Siehe Faksimile S. 119.

Exportverklaring No.
No. 278/96

Ministry of PUBLIC HEALTH, WELFARE and SPORT
Inspectorate of Healthcare, Pharmacy and Medical Technology
Postbus 5406, 2280 HK Rijswijk, The Netherlands

STATEMENT OF A MANUFACTURER

The undersigned, A.J. Smallenbroek, Pharmaceutical Inspector in The Netherlands, herewith declares that:

according to the Netherlands Law

SOLVAY-DUPHAR B.V.

Official Company Headquarters:	Manufacturing Plant is located:
C.J. van Houtenlaan 36	Veerweg 12
1381 CP WEESP	8121 AA OLST
The Netherlands	The Netherlands

is authorized to manufacture and supply medicines by license number 2058 A/d.

This manufacturer conforms to principles and guidelines of good manufacturing practice for medicinal products for human use as is required by the directive 91/356/EEC which is implemented in the national law. These requirements apply to products to be sold or distributed within the country of origin or to be exported.

The present statement is drawn up at the request of the interested party in order to be submitted to the Health Authorities of Austria.

Rijswijk, 27 November 1996

THE PHARMACEUTICAL INSPECTOR
IN THE NETHERLANDS

A.J. Smallenbroek, pharmacist

Nowicky eine Kopie des Antrags mitgebracht. Eine telefonische Anfrage des Herrn Pfaffinger noch am selben Tag klärte ihn auf, daß Nowicky der Hersteller von Ukrain sei, die Firma Solvay die Ampullierung in Lohnarbeit durchführen würde. Somit schien alles in Ordnung, und tatsächlich kam am 12. November ein kurzer Anruf von Herrn Fleischig, der kommentarlos mitteilte, daß das Schriftstück noch vormittags abgeholt werden könne.

Also nochmals ins Ministerium. Was nun folgte, ist dem Protokoll von Nowicky zu entnehmen, der seine Erfahrungen schriftlich festzuhalten pflegt. „Ich bekam", so heißt es dort, „ein Schriftstück in die Hand, auf dem ich die Übernahme mit meiner Unterschrift bestätigen mußte. Natürlich war ich der Meinung, daß ich das gesamte Schriftstück nun bekommen würde, was sich als Irrtum herausstellte. Es wurde mir kurzerhand weggenommen, und nur der beiliegende – von ‚Bodmann für die Bundesministerin' unterzeichnete – Brief wurde mir ausgehändigt." Der Brief beinhaltete die Ablehnung von Nowickys Antrag. Begründung: Es sei dem Gesundheitsministerium „weder bekannt, ob die Firma Solvay Pharmaceuticals The Netherlands eine Herstellerlaubnis für Cytostatika wie Ukrain besitzt, noch liegt ein Nachweis darüber vor, ob die Herstellung der Arzneispezialität tatsächlich durch diese Firma erfolgt".

Die Bestätigung des Niederländischen Gesundheitsministeriums, daß Solvay sehr wohl Arzneimittel für die Humanmedizin erzeugen dürfe und dies nach den GMP-Vorschriften auch tue, war bei der Einreichung als nicht nötig zurückgewiesen worden. Ebenso wie die Unterlagen zum zweiten Punkt der Ablehnung.

Dort heißt es: „Die Herstellung von ‚Ukrain' soll angeblich im Lohnauftrag erfolgen. Es ist festzuhalten, daß die Firma Nowicky Pharma weder im Besitz einer Gewerbeberechtigung noch im Besitz einer Bewilligung gemäß Par. 63 zur Herstellung parenteraler Arzneiformen ist und somit auch nicht als Lohnauftraggeber betreffend derartige Produkte auftreten kann. Die vorliegenden Patente bzw. Gewerbeberechtigung umfassen lediglich die Herstellung des Wirkstoffes."[33]

Abgesehen davon, daß es darum gehen sollte, die Ampullenfüllung durch Solvay vornehmen zu lassen, besitzt Nowicky ein „Konzessionsdekret" aus dem Jahr 1988, das ihn zur „Herstellung von zur arzneilichen Verwendung bestimmten Stoffen und Präparaten, von Giften usf." berechtigt.

Seine Firma „Nowicky Pharma" ist im Handelsregister eingetragen. Gipfelpunkt dieser Groteske ist die Tatsache, daß Nowicky 1994 anstandslos bereits einmal ein solches „Certificate of a Pharmaceutical Product" mit dem Stempel des Gesundheitsministeriums erhalten hatte.

Wenn dem Ministerium so vieles „nicht bekannt" ist, könnte es auch daran liegen, daß mitgelieferte Unterlagen immer wieder als nicht erforderlich schon bei der Einreichung zurückgewiesen werden.

Wie wenig hilfreich Auskünfte von Beamten des Gesundheitsministeriums sind, mußte Nowicky erfahren, als er am 25. November 1998 in einem Brief an das Ministerium zu Handen von Gesundheitsministerin Eleonore Hostasch ersuchte, ihm mitzuteilen, „welche Formalitäten nötig sind, um hier in Wien meine eigene Erzeugung von Ukrain nach den Vorschriften der Good Manufacturing Practice (GMP) aufzubauen". Da sein Schreiben bis Mitte Jänner 1999 unbeantwortet blieb, sandte er am 22. Jänner nochmals ein dringliches Schreiben an die Ministerin, in dem er auch auf eine mündliche Auskunft eines ihrer Beamten Bezug nahm. Dieser Passus ist tatsächlich erwähnenswert. Wörtlich heißt es hier nämlich:

„Auf eine kurze Anfrage bei einem Ihrer Beamten bekam ich die Antwort, daß ich vorerst einmal die Anlage bauen lassen

---

[33] Siehe Faksimile S. 122.

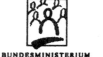

BUNDESMINISTERIUM
FÜR ARBEIT, GESUNDHEIT UND SOZIALES

Firma
Nowicky Pharma
Dipl.Ing.Dr. Nowicky Pharm. Produkte
Margaretenstraße 7
1040 Wien

GZ 2.921.726/3-VIII/C/17/98　　　　　　　　　　　Wien, am 10. November 1998

Betrifft:　　"Ukrain";
　　　　　　　Antrag auf Ausstellung einer Amtsbestätigung

Sehr geehrter Herr Dr. Nowicky!

Sie haben mit Schreiben vom 2. November 1998 die Ausstellung einer Amtsbestätigung für die Arzneispezialität "Ukrain" beantragt.

Das Bundesministerium für Arbeit, Gesundheit und Soziales kann diesem Antrag aus folgenden Gründen nicht stattgeben:

1. Es ist dem Bundesministerium für Arbeit, Gesundheit und Soziales weder bekannt, ob die Firma Solvay Pharmaceuticals The Netherlands eine Herstellerlaubnis für Cytostatika wie Ukrain besitzt, noch liegt ein Nachweis darüber vor, ob die Herstellung der Arzneispezialität tatsächlich durch diese Firma erfolgt.

2. Die Herstellung von "Ukrain" soll angeblich im Lohnauftrag erfolgen. Es ist festzuhalten, daß die Firma Nowicky Pharma weder im Besitz einer Gewerbeberechtigung noch im Besitz einer Bewilligung gemäß § 63 des Arzneimittelgesetzes zur Herstellung parenteraler Arzneiformen ist und somit auch nicht als Lohnauftraggeber betreffend derartige Produkte auftreten kann. Die vorliegenden Patente bzw. die Gewerbeberechtigung umfassen lediglich die Herstellung des Wirkstoffes.

Für die Bundesministerin:

Bodmann

Für die Richtigkeit
der Ausfertigung:

soll, und dann wird man überlegen, ob ich die Erlaubnis für eine GMP-Herstellung bekommen kann. Bitte verstehen Sie, daß ich nicht rund 550.000 Euro ausgeben kann, wenn die Möglichkeit besteht, daß ich die Erlaubnis für die vorschriftsmäßige Herstellung dann nicht bekomme!"

Nachdem er nochmals darauf verweist, daß sein Krebsheilmittel Ukrain bereits in zwei Ländern zugelassen ist (Ukraine und Weißrußland) und dessen Wirksamkeit ausreichend bewiesen sei, faßt er seinen Leidensweg in einem Satz mit Rufzeichen zusammen: „In Österreich habe ich im Jahr 1978 um Zulassung angesucht und habe sie bis heute nicht!" Und fährt fort: „Würde man bei dieser Angelegenheit, nämlich der GMP-Bestätigung, die gleichen Verzögerungstaktiken anwenden wie bei meinem Antrag auf Zulassung, auf dessen Erledigung ich nunmehr seit mehr als 20 Jahren warte, würde mir letztendlich nichts anderes übrigbleiben, als mit der Erzeugung und dem Vertrieb ins Ausland zu gehen, wo man mir entgegenkommt und bestrebt ist, meine Bemühungen zu unterstützen. Somit darf ich Sie DRINGEND bitten, mir eine klare Antwort auf meine Anfrage so rasch wie irgend möglich zukommen zu lassen."

Die Antwort kam immerhin bereits nach kaum vier Wochen mit Datum vom 19. Februar 1999, gezeichnet vom Zulassungsbeamten Michtner, dem es gelang, in nur zwei Sätzen die erbetene „klare Antwort" zu umgehen: „Bezugnehmend auf Ihr an die Frau Bundesminister gerichtetes Schreiben vom 22. 1. 1999 dürfen wir darauf hinweisen, daß bereits auf der Grundlage Ihres ersten diesbezüglichen Schreibens vom 25. 11. 1998 in persönlichen Gesprächen (...) ersucht wurde, die Frage einer Erzeugung des Arzneimittels Ukrain in Österreich in Verbindung mit der in nächster Zeit anstehenden Entscheidung über die Zulassung von Ukrain zu besprechen."

Zweiter und Schlußsatz: „Wir möchten Sie nochmals um Verständnis dafür bitten, daß eine isolierte Betrachtung der sich im Hinblick auf eine allfällige Produktion von Ukrain in Österreich anstehenden Fragen zu keiner abschließenden Beurteilung führen kann."

Die für „in nächster Zeit anstehende Entscheidung über die Zulassung von Ukrain" sah dann so aus: Am 16. April 1999 versammelten sich im zweiten Stock des Gesundheitsministeriums sieben Beamte, von denen drei nur kurze Zeit anwesend waren. Auch der aus der Versenkung wieder aufgetauchte Dozent Dr. Heribert Pittner war mit von der Partie. Nowicky und ein Vertreter der Anwaltskanzlei Graff haben das Gespräch in Protokollen festgehalten.

Anfangs ging es wieder einmal um die chemische Zusammensetzung, die verschiedenen Herstellungsschritte, kurz um eine „Definition" der Verbindung. Nowicky verwies auf die dem Ministerium seit Jahren vorliegenden Erläuterungen und darauf, daß in seinem Patent alles genau definiert sei.

Anschließend ging es um sein dringliches Ansuchen bezüglich der Formalitäten, um ein eigenes Laboratorium in Österreich zu errichten und sein Ukrain hier herzustellen. Nowicky gab zu bedenken, daß die Produktion von Ukrain für den Export in jene Länder bestimmt sei, in denen sein Produkt bereits zugelassen sei. Es wäre daher nicht einzusehen, was diese Angelegenheit mit der Zulassung in Österreich zu tun haben sollte. Einerseits könne er nicht ein Werk bauen, dem dann die Genehmigung verweigert würde, anderseits könne dieses beträchtliche Einnahmen für den Finanzminister und Arbeitsplätze für das Land bedeuten. Er müsse logischerweise die Vorschriften vor Baubeginn kennen.

War schon die Antwort darauf im ministeriellen Schreiben geschickt umgangen worden, so wurde er diesmal überhaupt keiner Antwort gewürdigt.

Es folgte eine allgemeine Diskussion über die Zulassung, in deren Verlauf Gutachter Pittner plötzlich erklärte, daß klinische Studien nicht unbedingt in Österreich durchgeführt werden müßten, sondern etwa auch in Ostblockländern zulässig seien. Das war insofern sensationell, als bisher solche Studien als nicht relevant, nicht dem westlichen Standard entsprechend, mit dem Unterton „dubios" abgelehnt worden waren.

Dieses Schicksal hatte ja auch die klinische Studie der Universität Kiew erfahren, die von Pittner 1993 abgeschmettert worden war. Doch diesmal nahm Pittner ausdrücklich darauf Bezug und nannte diese Studie „sehr gut". Sie hätte nur „methodische Mängel" gehabt. Auf die hoffnungsfrohe Frage, wie lange es in einem neuerlichen Fall bis zur Zulassung dauern würde, hieß es, „mindestens acht Jahre". Und als ob dieser Dämpfer noch nicht entmutigend genug wäre, fügte Pittner hinzu: Es könne vorkommen, daß sich die Vorschriften bereits wieder geändert hätten, wenn die neuen Unterlagen eingereicht würden. Dann müsse eben die ganze Aktion wiederholt werden, um sie dem jeweiligen neuesten „Stand der Wissenschaft" anzupassen.

Der noch immer nicht endgültig entmutigte Erfinder erhob nun die Frage, wie es mit einer Zulassung in bezug auf die von allen Ärzten in allen Studien bestätigte signifikante Verbesserung des Allgemeinbefindens, der Lebensqualität bestellt sei. Auch hier keine Chance. Es gebe nämlich keine objektiven Kriterien, nach denen man solche Verbesserungen nachweisen könne.

Also wieder nichts für die Patienten gewonnen.

Als letztes versuchte nun Nowicky die Verbesserung des Immunstatus ins Spiel zu bringen, wobei ja die Besserung des Allgemeinzustandes als logische Folge anzusehen sei.

Man wandte ein, daß es bereits ein zugelassenes Mittel zur Immunkorrektur gebe, nämlich Isorel. Jetzt wollte Nowicky wissen, wie es möglich gewesen sei, daß dieses Mittel so schnell zugelassen worden sei und welche Beweise für dessen Wirksamkeit erforderlich gewesen wären. Man sei nicht befugt, diese Fragen zu beantworten.

Immer noch um die Möglichkeit einer erträglichen Frist bis zur Zulassung bemüht, wollte Nowicky nun von Dozent Pittner wissen, wie lange etwa eine klinische Studie für die Indikation „Steigerung der Immunabwehr" dauern würde. Drei Jahre mindestens, wurde ihm beschieden, aber da eine Verlängerung nicht auszuschließen sei, könne es ohne weiteres auch drei mal drei, also neun Jahre dauern.

Womit Nowicky sich dann weit über dreißig Jahre um eine Zulassung seines Krebsmedikaments bemüht hätte und auch dann der Ausgang immer noch höchst ungewiß bliebe.

Soweit bis dato der Verlauf der endlosen Geschichte einer Verhinderung. Die Frage, wem diese Verhinderung nützt, bleibt im Raum stehen. Oder andersherum: Wem schadet der Einsatz eines Krebsheilmittels, das unschädlich ist und dennoch helfen kann?

Im Jahr 1998 starben weltweit 5,8 Millionen Menschen an Krebs, davon allein in Österreich 18.955.

Millionen sind von dieser heimtückischen Krankheit betroffen und werden in den nächsten Jahren an ihr sterben.

Sollte da nicht jede Chance genützt werden?

ANHANG

ALKALOIDE AUS PFLANZEN

Aus der „Ukrain-Forschungsdokumentation" von Dr. Peter Locatin im Auftrag des Bundesministeriums für Wissenschaft und Verkehr. März 1996

Alkaloide sind in der Pflanzenwelt verbreitet. Bis heute sind mehr als 5000 bekannt. Sie befinden sich in fast 100 pflanzlichen Gattungen, auch in Bäumen und Büschen, wo sie in allen Teilen der Pflanze vorkommen. Ihre Zusammensetzung hängt quantitativ und qualitativ von den klimatischen Bedingungen, der Vegetationszeit und der Erdqualität ab. Häufig kommen in der Blütezeit die größten Mengen der Alkaloide vor. Zu welchem Zweck die Pflanze Alkaloide erzeugt, ist noch nicht geklärt.

Da einige Alkaloide anti-bakterielle und anti-tumorale Eigenschaften und auch die Fähigkeit, einige Arten von Pilzen zu vernichten, aufweisen, kann man vermuten, daß die Pflanze sie zum Schutz gegen Erkrankungen, verursacht durch Bakterien und Pilze, oder vorbeugend gegen Tumorbildung synthetisiert.

Alkaloide sind kompliziert gebaute stickstoffhaltige organische Verbindungen mit basischem Charakter: Sie bilden sich als Nebenprodukt bei der Eiweißsynthese in Pflanzen.

Bei zahlreichen Alkaloid-Molekülen kann man jeweils eine bestimmte Aminosäure erkennen, hauptsächlich Lysin, Ornithin, Histidin, Phenylalanin oder Tryptophan. Nach der jeweils zugrundeliegenden Aminosäure lassen sich die Alkaloide in verschiedene Gruppen unterteilen. Jedoch werden auch manche Stoffe als Alkaloide bezeichnet, die keiner dieser Gruppen zugeordnet werden können.

Meistens treten in einer Pflanzenart mehrere strukturell nahe verwandte Alkaloide auf, wobei aber eines in der Regel mengenmäßig überwiegt. Es wird als Hauptalkaloid, die anderen werden als Nebenalkaloide bezeichnet. Diejenigen dann, die nur in Spuren angetroffen werden, werden auch Spurenalkaloide genannt.

Die Namen der Alkaloide werden gewöhnlich vom Gattungs- oder Artnamen der Pflanze abgeleitet, aus der sie erstmals isoliert wurden, z. B. Nikotin aus Nicotina, Atropin aus Atropa u. a., oder auch manchmal nach ihrer pharmakologischen Wirkung (Morphin). Alkaloidreiche Familien sind die Hahnenfußgewächse (z. B. Eisenhut, Rittersporn, Liliengewächse wie Herbstzeitlose, Nieswurz), Mohngewächse (z. B. Schöllkraut, Schlafmohn) und Nachtschattengewächse (z. B. Bilsenkraut, Stechapfel, Tollkirsche). Bei niederen Gewächsen bis hin zu den Moosen fehlen die Alkaloide dagegen, mit Ausnahme des Mutterkorns.

Fast alle Alkaloide haben einen starken physiologischen Einfluß auf höher entwickelte Lebewesen und besonders auf ihr Nervensystem. Sie gehören zum Teil zu den stärksten Giftstoffen, die wir überhaupt kennen, so daß häufig schon wenige Milligramm gefährliche Vergiftungen oder sogar den Tod herbeiführen können. Kleinere Dosen hingegen wirken auf manche Teile des Nervensystems anregend, darum sind sie in geeigneter Dosierung häufig wirksame Heilmittel.

Die Spezifikation von physiologischen Eigenschaften der Alkaloide, wie z. B. schmerzlindernd, krampflösend, lähmend, atmungserregend usw., hat ihre mehrfache Verwendung bei ärztlicher Behandlung zur Folge gehabt.

Dank der Untersuchungen von Alkaloiden hinsichtlich ihrer verschiedenen Eigenschaften und verschiedenen physiologischen Aktivitäten ist die Aufmerksamkeit auf sie und ihre Anwendung in der Heilkunde gewachsen.

Gleich nach ihrer Entdeckung hat man ihren chemischen Aufbau festgestellt und auch die Synthese besonders wichtiger Alkaloide – welche wegen ihrer physiologischen Eigenschaften, wie z. B. Koffein und Nikotin, besonders bemerkenswert sind – in Angriff genommen.

Die starke Wissenschaftsentwicklung in den 50er Jahren hat die weitere Ausarbeitung vom Bau her komplizierter Alkaloide, wie z. B. Papaverin, Morphin, Kotiin, Hermelin, Strychnin und v. a., vorangetrieben.

Die Befriedigung der Nachfrage nach Alkaloiden kann man durch chemische Synthese oder durch pflanzlichen Plantagenbau, wobei die Alkaloide ausgesondert werden, erreichen. Die Auswahl der Herstellungsart der Alkaloide wird immer aus wirtschaftlicher Sicht bestimmt; daher bekommt man den größten Teil der Alkaloide aus pflanzlicher Grundlage. Der Grund ihrer nicht sehr breiten Erzeugung und ihrer begrenzten therapeutischen Anwendungen ist die in der Regel teure synthetische Herstellung dieser Verbindung.

Eines der vordringlichsten Anliegen unserer Zeit ist die Krebstherapie. Deswegen hat man sehr viele Alkaloide auf ihre Eignung für die Behandlung maligner Tumore untersucht. Im weiteren Verlauf wurden Alkaloide umständlichen Screeningverfahren, die aus verschiedenen Versuchsmodellen entstanden, unterzogen. Die Alkaloide, die sich in diesen Versuchen als wirksam erwiesen haben, wurden in klinischen Testreihen aufgenommen.

Der weitaus größere Teil der Alkaloide aber erwies sich in den Versuchsmodellen als weniger wirksam. Da Tausende von Stoffen sich bei den Versuchen der Krebsbekämpfung als unwirksam erwiesen haben, drängt sich die Vermutung auf, daß zahlreiche Versuchsanordnungen – insbesondere einige experimentelle Tumormodelle – prinzipiell für obige Aufgabenstellung ungeeignet sind.

Letztlich haben nur Vincristin und Vinblastin aus der Gruppe der Alkaloide einen Platz in der Tumortherapie erobert und werden besonders bei Hämoblastosen verabreicht, wobei allerdings schwere Nebenwirkungen ihre Anwendung begrenzen.

Die Alkaloide aus Chelidonium majus L.

Besonders seit Beginn des 19. Jahrhunderts erweckte das große Schöllkraut wieder Interesse, wobei die Lehrmeinungen geteilt waren. Die einen befürworteten das Chelidonium majus L. sehr stark, die anderen lehnten es auf Grund der Nebenwirkungen bei oraler Einnahme, da diese zu Übelkeit und Erbrechen führte, ab.

Aus der Volksmedizin sind Fälle bekannt, in denen Heilungen von Hautkrebs und Warzen durch langes, wiederholtes Bestreichen mit der gelben Milch von Schöllkraut (Chelidonium majus L., Fam. Papaveraceae) erzielt wurden.

Diese Milch besteht hauptsächlich aus Alkaloiden. Einige von ihnen haben zytotoxische Wirkung, wie etwa Chelerythrin, Sanguinarin und andere. Auf diese hat sich die Krebsforschung weitgehend konzentriert, die anderen blieben unbeachtet.

Durch quantitative und qualitative Analyse der Alkaloide von Chelidonium majus L. wurde gefunden, daß die Alkaloid-Zusammensetzung von der Jahreszeit und auch von der Isolierungsmethode abhängt; bestimmte Alkaloide kommen vermehrt oder überhaupt ausschließlich im Winter vor. Es wurde festgestellt, daß Heilungserfolge nur dann erzielt werden konnten, wenn im Winter gesammelte Pflanzen zur Anwendung kamen und wenn diese Extrakte örtlich appliziert wurden.

Wir wissen heute auch, daß die angewandten Isolierungsprozesse die Alkaloide oft zerstören und auch Alkaloide, welche in kleinen Mengen vorkommen, eliminieren können und daher die therapeutische Wirkung der Droge verändern.

Wirkung und Toxizität

Bewertende Zusammenfassung der nichtklinischen Daten zum Antrag auf Zulassung von Ukrain[34]

Injektionslösung
Von Dr. Walter Knapp, 10. 10. 1996

1. Ukrain ist ein halbsynthetisches Produkt, in dem drei Moleküle Chelidonium-Alkaloide über ein Molekül Thio-TEPA miteinander verbunden sind.

   Thio-TEPA ist ein polyfunktionelles alkylierendes Zytostatikum, das speziell für die Therapie von Blasentumoren, Kondylomen, Mammakarzinomen, Ovarialkarzinomen, chronischen Leukämien und Morbus Hodgkin empfohlen wird.

   Auch für eine Reihe der im Chelidonium majus vorkommenden Alkaloide, wie auch für die Gesamtalkaloide wurden in vitro wie auch in vivo tumorhemmende bzw. zytotoxische Wirkungen eindeutig nachgewiesen.

2. Die vorliegenden Ergebnisse aus Studien an Zellkulturen verschiedener menschlicher Tumortypen belegen für Ukrain überzeugend eine ausgeprägte selektive tumorhemmende bzw. zytotoxische Wirkung, die unter identischen Versuchsbedingungen jener von 5-FU und Thio-TEPA überlegen war.

   Auch in vivo konnte an implantierten Tumoren eine signifikante Hemmung des Wachstums nachgewiesen werden.

---

[34] Sämtliche im Anhang zitierten Beiträge stammen aus der Dokumentation von Dr. Peter Locatin, erstellt im Auftrag des Bundesministeriums für Wissenschaft und Verkehr.

3. Die für Ukrain in niedriger Dosierung angegebene immunmodulierende Wirkung im Sinne einer Stärkung der zellulären Abwehr findet in den vorliegenden Studienergebnissen ihre Bestätigung.

Hervorzuheben ist auch die unter Ukrain beobachtete erhöhte Resistenz gegen bakterielle und virale Infektionen. Diese Beobachtung deckt sich mit den Ergebnissen zahlreicher Studien, die für mehrere Chelidonium-Alkaloide eine ausgeprägte Wirkung gegen Bakterien, Pilze und Protozoen bestätigt haben (z. B. Chelerythrin, Sanguinarin, Berberin u. a.).

4. Die akute wie auch die chronische Toxizität von Ukrain ist relativ gering, wodurch eine für tumorhemmende Mittel eher ungewöhnlich hohe therapeutische Sicherheit zu erwarten ist. Die in den Toxizitätsstudien bei hoher Dosierung beobachteten unerwünschten Wirkungen, wie Blutdruckabfall, Atemdepression, verminderte lokomotorische Aktivität, werden auch von Chelidonium-Alkaloiden berichtet und dürften bei den humantherapeutisch eingesetzten Dosen keine allzu große Relevanz haben. Auf die Empfehlung, intravenös langsam zu injizieren, wird ausdrücklich hingewiesen.

5. Die vorliegenden Untersuchungsergebnisse lassen für UKRAIN weder teratogene noch genotoxische Wirkungen erkennen, woraus geschlossen werden kann, daß die Thio-TEPA-eigenen teratogenen, genotoxischen und kanzerogenen Wirkungen durch die Bindung an Chelidonium-Alkaloide verlorengegangen sind.

Aus Gründen der besonderen Vorsicht sollte aber, solange nicht umfangreichere Untersuchungsergebnisse vorliegen, auf die Anwendung während Schwangerschaft und Stillzeit verzichtet werden. Außerdem sollte während einer Behandlung erforderlichenfalls für einen geeigneten Konzeptionsschutz gesorgt werden.

Zusammenfassend kann Ukrain auf Basis der präklinischen Untersuchungsergebnisse ein interessantes Wirkungsspektrum bescheinigt werden, das den Einsatz in der Behandlung maligner Erkrankungen erfolgreich erscheinen läßt.

Die akute und chronische Toxizität von Ukrain ist gering. Hinweise auf mögliche teratogene oder genotoxische Wirkungen wurden nicht gefunden. Die Ergebnisse der präklinischen Untersuchungen belegen eine gute Verträglichkeit des Präparates und lassen daher eine hohe therapeutische Sicherheit mit einem günstigen Wirkungs-Nebenwirkungs-Verhältnis erwarten.

Die Unbedenklichkeit von Ukrain wird auch durch die bisher vorliegenden Erfahrungen an klinischen Anwendungen an Patienten bestätigt.

KLINISCHES GUTACHTEN
ÜBER DAS PRÄPARAT UKRAIN

**Von Dr. med. univ. Stefan Duma, Facharzt
für Anästhesiologie und allgemeine Intensivmedizin**

Ukrain ist eine Verbindung von Alkaloiden aus Chelidonium majus L. mit Thiophiosphorsäuretriaziridid (Europ. Patent Nr. 083600). Die Substanz ist ein hellgelbes Kristallpulver, die Injektionslösung eine durchsichtige, hellgelbe Flüssigkeit mit dem Geruch von frisch gemähtem Gras und von bitterem Geschmack. Das Präparat liegt als sterile 0,1%ige (1 mg/ml) wäßrige Injektionslösung in bernsteinfarbenen Brechampullen je 5 ml vor. PH: 3,5 bis 6,5.

Charakteristisch für Ukrain ist die gelb-orange Autofluoreszenz in UV-Licht. Nach lokalen oder intravenösen Injektionen ist die Anreicherung des Präparats im Grenzbereich Normal- und Tumorgewebe mittels Fluoreszenzmethoden nachweisbar. In den meisten Fällen ist dies binnen weniger Minuten nach der Injektion der Fall. Die Zeit, innerhalb der dieses Phänomen andauert, kann jedoch bis zu 19 Tagen betragen. Die positive Wirkung auf die Ukrain-Therapie stimmt mit dem Fluoreszenzphänomen überein. Es wurde auch in allen Experimenten mit krebskranken Tieren gezeigt, daß eine erfolglose Behandlung immer ohne Fluoreszenz, d. h. ohne Anreicherung des Präparats im Tumorbereich vor sich geht. Ukrain-Anreicherung im Primärtumor und in den Metastasen bei onkologischen Patienten tritt auch binnen weniger Minuten nach der Injektion auf und ist ebenfalls mit der Autofluoreszenz im UV-Licht nachweisbar.

Mittels Laserscanner-Mikroskopie wurde eine hohe Anreicherung des Präparats in den Tumorzellen festgestellt. Demgegenüber war die Ukrain-Konzentration in den gesunden Zellen wesentlich niedriger.

Zu den biologischen Eigenschaften des Ukrain gehört die zytologische Aktivität gegen maligne Zellen. Ukrain akkumuliert selektiv in Tumorzellen, so daß in diesen der Sauerstoffverbrauch auf Null sinkt. Ukrain wird von den Kernen der Krebszellen aufgenommen, wo es die DNA- und RNA-abhängige Proteinsynthese hemmt. Ukrain greift jedoch gesunde Zellen nicht an. Ukrain ist seit den ersten Berichten aus dem Jahre 1983 Gegenstand zahlreicher experimenteller und klinischer Arbeiten. Im wesentlichen sind es zwei Eigenschaften, die den therapeutischen Einsatz des Präparats begründen:

- Malignozytotoxizität bei hoher selektiver Affinität an die malignen Zellen,
- immunmodulierende Wirkung.

Die Ausscheidung des Präparates erfolgt vorwiegend durch die Nieren. Ukrain hat keine kumulative Toxizität und ist – falls kein Tumor vorhanden ist – bereits drei Tage nach der Injektion nicht mehr nachweisbar.

Unbedenklichkeit

Die experimentell ermittelte LD50 für Ukrain beträgt 280 mg/kg KG bei Nagetieren. Die in der Klinik am häufigsten angewendete maximale Einzeldosis ist 20 mg pro Injektion. Bei einem mittleren Körpergewicht von 70 kg entspricht das einer Dosierung von 0,3 mg/kg KG. Demnach sind auch bei hundertfach erhöhten Dosierungen keine toxischen Wirkungen zu erwarten.

Nach den Ergebnissen der klinischen Studien und einzelnen Fallberichten wurde Ukrain in mehr als 700 Fällen angewendet. Die Dosierungen waren bei den Einzelgaben im Bereich von 5 bis 50 mg pro Injektion (etwa 0,07 bis 0,7 mg/kg KG).

Ukrain wurde bei Langzeituntersuchungen bis zu drei Jahren in den Dosierungen von 5 bis 50 mg ohne Hinweise auf toxische oder kumulative Effekte angewendet.

Das Alter der mit Ukrain behandelten Patienten war nach den Protokollen von 6 bis 85 Jahren angegeben (...)

Frauen und Männer wurden etwa in gleicher Häufigkeit behandelt. Über Behandlungen von Schwangeren liegen keine Berichte vor. Es ist derzeit nicht bekannt, ob Ukrain in die Muttermilch übergeht. Laut tierexperimentellen Untersuchungen sind die teratogenen und mutagenen Eigenschaften des Präparates als gering zu bewerten.

Detaillierte Berichte über Behandlungen von Risikogruppen und Patienten mit schweren Organschäden liegen nicht vor. Allerdings wurden Karzinompatienten auch in Terminalstadien mit Ukrain behandelt. Auch in diesem Kollektiv wurden keine signifikant erhöhten Werte der Laborchemie festgestellt, die eine zusätzliche Organbelastung bestätigt hätten.

Im Bereich der Blutchemie sind Hinweise auf eine vorübergehende therapiebedingte Erhöhung der Lebertransaminasen (SGOT und SGPT) sowie der Harnstoffwerte gegeben. Es ist jedoch anzunehmen, daß diese nicht signifikanten Veränderungen mit dem Tumorzerfall in Zusammenhang stehen.

An Nebenwirkungen der Ukrain-Therapie wurden unmittelbar nach der Injektion bei der intramuskulären Anwendung lokale Schmerzen, bei der intravenösen Anwendung und rascher Verabreichung größerer Substanzmengen – über 20 mg pro Minute – Wärmegefühl, Schwindel und Kreislauflabilität bei Hypotonie beobachtet. Allgemein wurde Wärmegefühl, Durst und Poliurie sowie gelegentlich in Einzelfällen Kopfschmerzen nach der Injektion in der ersten halben Stunde beobachtet. Als seltene Nebenwirkungen wurden in zwei Fällen vorübergehend nach der Therapie spastische gastrointestinale Beschwerden und Dyspepsie beobachtet.

Bei Tumorpatienten traten im Zusammenhang mit der

Therapie Depressionen, Schlaflosigkeit oder Schläfrigkeit, Müdigkeit, Unruhe, allgemeine Abgeschlagenheit, Kribbeln, Stechen, Juckreiz, Brennen, ziehende und/oder stechende Schmerzen im Tumor- und Metastasenbereich auf.

In einigen Fällen ist Fieber bis 38° C – möglicherweise im Zusammenhang mit Tumorzerfall – registriert worden. In seltenen Fällen wurde das Auftreten von Juckreiz und Hautausschlägen beobachtet, was ebenfalls eine Folge des Metastasen- und Tumorzerfalls darstellen kann.

Keine von den Nebenwirkungen bedurfte besonderer therapeutischer Maßnahmen.

Somit weist Ukrain nach den derzeitigen klinischen Erfahrungen im klinischen Dosierungsbereich in Einzelgaben von 5 bis 25 mg keine akute Toxizität auf. Nach den Erfahrungen von Langzeitbeobachtungen wurden bei einer Therapiedauer von bis zu 3 Jahren bei einer Gesamtsubstanzmenge von 3500 mg keine kumulativen Effekte und Organbelastungen festgestellt. Die therapiebedingten Nebenwirkungen traten in Einzelfällen auf, waren nach der Intensität gering und bedurften keiner zusätzlichen Maßnahmen.

Allergische und anaphylaktische Reaktionen wurden nicht beobachtet.

KONGRESSBERICHTE (ABSTRACTS)

Zitiert nach Dr. Peter Locatin.

European Congress of the International Hepato-Pancreato-Biliary Association
8.–12. Juni 1997 in Hamburg

Ukrain in komplexer Behandlung von primären und sekundären Lebertumoren
Zemskov V. S., Susak Y. M.

Von 1992 bis 1996 behandelten wir 64 Patienten mit Sekundärtumoren der Leber. In allen Fällen wurde Ukrain als Medikament angewendet. Ukrain ist ein halbsynthetisches Derivat der Thiophosphorsäure und Alkaloiden, die aus Chelidonium majus L. isoliert werden. Bei 34 Patienten wurde Ukrain als neues Adjuvans eingesetzt. In 30 Fällen wurde das Medikament für die intraoperative Behandlung von inoperablen Metastasen und als Therapie während der postoperativen Phase gegeben. Die Wirksamkeit der Behandlung wurde anhand von klinischen Symptomen, Hämogrammen, Immunogrammen, Urinanalyse, Ultraschalluntersuchung, Computertomographie, Karnofsky-Status und Überlebensrate bestimmt. Die Resultate gelten als Beweis für die immunmodulatorische und immunstimulierende Wirkungsweise von Ukrain. Die pathomorphologischen Untersuchungen zeigen die Wirksamkeit des Medikaments besonders bei Fällen sekundärer Erkrankung der Leber mit Coloncarcinom. Die Toxizität von Ukrain – 0,14 mg/kg ist gleich Null gemäß den WHO-Kriterien. Ukrain ist vielversprechend für die Behandlung sekundärer Tumorerkrankungen der Leber.

**Biological Therapy of cancer – from basic research
to clinical application
Fourth international symposium,**
11–14 June 1997 Munich

Die komplexe Behandlung von Patienten mit Rectum-
karzinom – eine randomisierte Studie

Bondar G., Borota A., Yakoverts Y., Nowicky J., Zolotukhin S.

Zweck: Untersuchung der Ergebnisse der Ukrain-Therapie bei Patienten mit Rektumkarzinom.

Methoden: 48 Patienten mit Rektumkarzinom in Stadien T2-4N0-3M0 wurden in eine randomisierte Studie einbezogen. Gruppe I: hochfrequente Röntgenstrahlentherapie und Chemotherapie mit Fluorouracil und Operation. Gruppe II: Monotherapie mit Ukrain (10 mg jeden zweiten Tag, bis zu 60 mg) und Operation und 40 mg Ukrain während der postoperativen Phase. Sechs Monate nach der Operation erhielten diese Patienten eine neuerliche Behandlung mit Ukrain in einer Dosierung bis zu 100 mg. Danach erfolgten Untersuchungen des Immunsystemstatus (IgA, IgM, IgG), der T- und B-Lymphozytenzahl, der Phagozytoseaktivität sowie CIC, AFP und CEA wurden durchgeführt.

Ergebnisse: In Gruppe I wurden starke Symptome von Intoxikation beobachtet. Postoperative Komplikationen wie inflammatorische Prozesse waren deutlich höher in Gruppe I (35,6%) als in Gruppe II (Patienten mit Ukrain-Therapie, 11,6%). Die Ukrain-Therapie resultierte auch in erhöhten T- und B-Lymphozytenzahl und höherem Immunglobulingehalt sowie in gesteigerter Phagozytoseaktivität. Nach neun Monaten gab es 6 Rückfälle von Tumorprozessen bei Patienten der Gruppe I und 1 Fall in Gruppe II, i. e. ein Patient, der mit Ukrain behandelt worden war.

20th International Congress of Chemotherapy
June 29–July 3, 1997 Sydney, Australia

Ukraininduzierter bimodaler Zelltod in Wildtyp und multidrogenresistenten CEM-Leukämiezellen
Liepins A., Hallock-Weerasinghe P., Hallock S.

Fortschritte in der Behandlung von Krebserkrankungen wurden gemacht, wie z. B. bei malignem Lymphom, akuter Leukämie und bestimmten festen Tumoren, i. e. Hodenkrebs und Neuroblastome. Unglücklicherweise kommt es bei der Mehrheit der Patienten, die ursprünglich auf Chemotherapie angesprochen hatten, zu einem Rückfall, und sie sterben an ihrer Krankheit. Das Unvermögen, auf die folgenden Chemotherapien zu reagieren, wird der Entwicklung einer Multidrogenresistenz (MDR) zugeschrieben. Der Hauptmechanismus, der für das Entstehen der Multidrogenresistenz verantwortlich gemacht wird, ist eine Überexpression des MDR-1-Gens und seines Produkts P-Glycoprotein (PGP) an den Tumorzellen. Daher ist es – vom klinischen Standpunkt aus – von großem Interesse, ein therapeutisches Agens oder eine Behandlungsmöglichkeit zu finden, die das MDR-Phänomen umgeht.

Die aktuelle Studie wurde unternommen, um festzustellen, ob das Alkaloid-Derivat Ukrain (NSC 631570) und das PKC-hemmende Alkaloid Chelerythrin das MDR-Phänomen in CEN-VLB-1000-Zellen in vitro überwinden können. Die Ergebnisse zeigten, daß diese Verbindungen in einer Konzentration von 2,0 bis 32,0 M (serielle Verdünnungen) in der Lage sind, einen bimodalen Zelltod mit gleicher Effektivität in CEM-Leukämie-Wildtyp als auch in ihren MDR-VLB-1000-CEM-Gegenspielern zu induzieren. Die letztere MDR-Zellinie zeigte hohe Gehalte an PGP an der Oberfläche der Zellmembran, wodurch gezeigt wurde, daß PGP keine Resistenz gegen durch Ukrain und Chelerythrin (in der vorigen Arbeit war es

142

„Sanguinarin") induzierten programmierten Zelltod oder Apoptose überträgt.

Effektivität von Ukrain bei Melanomen
Nowicky W., Godysh Y.

Im National Cancer Institute, USA, wurden in vitro Untersuchungen an Melanomen durchgeführt, die gezeigt haben, daß Ukrain (NSC 631570-W/1) sehr effektiv gegen die folgenden Melanom-Tumorzellinien wirkt: LOX IMVI, MALEM-3M, M14, M19-MEL, SK-MEL-28, SK-MEL-5, UACC-62 und UACC-257. Die Mittelwerte Log10GI50:-5.70, Log10TGI: -5.11, Log10LC50:-4.56. Auch von der Europäischen Organisation für Forschung und Behandlung von Krebs wurden Studien angestellt, die in vitro eine cytotoxische Wirkung von Ukrain (W122) gegen menschliches Tumorfremdgewebe (HTX) an Melanomen (MEXF 276/10/PO19GH) zeigten.

Ukrain bewies auch hier seine Effektivität gegen dieses Fremdgewebe. Von 1983 bis heute erhielten verschiedene Patienten Ukrain als Monotherapie oder gemeinsam mit Chemo- oder Strahlentherapie auf ambulanter Basis. Die Resultate waren unterschiedlich: Ein Patient, der bereits Melanin im Blut hatte, erhielt Ukrain als Monotherapie. Es kam zu einer Remission, die nun schon mehr als zehn Jahre anhält. Bei anderen Patienten konnte eine nur teilweise Remission beobachtet werden.

Eine interessante Eigenschaft von Ukrain ist seine Fluoreszenz im UV-Bereich in der relevanten Region, was beweist, daß Ukrain im Tumor akkumuliert wird. Diese Ergebnisse waren der Grund für die Erkenntnis, daß klinische Studien zu diesem Thema notwendig sind.

Effizienz von Ukrain bei Patienten mit Prostatakarzinom

Uglyanitsa K., Nechiporenko N. A., Nefyodov L.,
Krachkovskij S. R., Karanik A. S., Karavaj A. V.,
Nowicky W., Brzosko W.

Eine randomisierte Studie umfaßte 20 Patienten mit Prostata-karzinom. Das Durchschnittsalter der Patienten war 71 Jahre (62–85 Jahre). Entsprechend der histologischen Struktur entsprachen die Tumore Adenokarzinomen unterschiedlicher Art. Vor dem Beginn und nach Beendigung der Behandlung wurde eine umfassende Untersuchung durchgeführt, einschließlich klinischer Biochemie, Blutbild, dem Aminosäurepool im Tumorgewebe, Ultraschall und CT der Prostata. 8 von 16 Patienten wurden mit Ukrain behandelt, 10 mg täglich, i. v. 100 mg pro Behandlungsdurchgang. Nach einer Pause von 7 bis 10 Tagen wurden die Behandlungsdurchgänge wiederholt. In der Kontrollgruppe wurden 10 Patienten konventionell behandelt.

Es gab keine Nebenwirkungen von Ukrain und keine allergischen Reaktionen. Bereits nach 2 oder 3 Ukrain-Injektionen stellten alle Patienten eine bemerkenswerte subjektive Verbesserung fest, ebenso einen besseren Schlaf, und während der Nacht mußten sie weniger oft urinieren. Gegen Ende der Ukrain-Behandlung bemerkten alle Patienten sowohl ein Verschwinden der dysurischen Beschwerden als auch der Koliken und der Schmerzen beim Urinieren. Der Urinstrom wurde voll und ununterbrochen.

Die transrektale Palpation des Tumors ergab ein Kleinerwerden des Tumors und eine Zunahme seiner Dichte. Die Ultraschalluntersuchung der Prostata zeigte eine im wesentlichen unveränderte Größe des Tumors, aber seine Konturen waren klarer, und nach den Daten der Computertomographie hatte die optische Dichte des Tumors deutlich zugenommen. Keine signifikanten Änderungen in den Blutgerinnungsparametern, im Blutbild und in der Biochemie traten nach Ukrain-Gabe auf.

Die Untersuchungen des Pools der Aminosäuren und ihrer Derivate im Blutplasma ergaben, daß die Ukrain-Behandlung einen Ausgleich der Imbalance der Aminosäuren, die charakteristisch ist für Prostatakrebs, begünstigte. Die vorliegenden Daten zur Applikation von Ukrain bei Prostatakrebs zeigten die Nützlichkeit der Ukrain-Anwendung in diesen Fällen.

Bimodaler Zelltod (BCD) induziert durch Benzophenanthridin-Alkaloide und Ukrain
Liepins A., Nowicky W.

Die selektive Herbeiführung des Zelltodes von malignen Zellen ist eines der Hauptziele einer effektiven und sicheren Chemotherapie. Jüngste Entwicklungen im Verstehen des programmierten Zelltodes (PCD) oder Apoptose könnten neue Anhaltspunkte für eine sicherere Chemotherapie liefern. Wir haben untersucht, ob die Benzophenanthridin-Alkaloide oder das Thiophosphorsäurederivat Ukrain (NSC 631570) PCD oder Apoptose in menschlichen K562-Leukämiezellen, HTLV- und HIV-infizierten Zellen induzieren kann. Die Ergebnisse zeigten, daß die Alkaloide Chelerethryn, Sanguinarin und Ukrain zwei bestimmte Arten der Zelltodprogramme auslösten. Die eine entspricht morphologisch der klassischen Apoptose oder PCD, charakterisiert durch Bläschen- und Spaltbildung der Membranvesikel mit gleichzeitiger 51Cr-Abgabe. Diese von den Alkaloiden induzierte Apoptose war jedoch nicht assoziiert mit der charakteristischen nukleären DNA-Fragmentation. Höhere Konzentrationen der Alkaloide und Ukrain induzierten ein zweites Zelltodprogramm, das charakterisiert ist durch Bläschenbildung an der Zelloberfläche (BCD = blister cell death), hoher spezifischer 51Cr-Abgabe und extensiver DNA-Polyploidie. Diese beiden Zelltodprogramme sind deutlich voneinander getrennt, indem sie durch eine ruhige Periode unterbrochen sind, die durch eine normale Zellmorphologie und eine verringerte spezifische 51Cr-Abgabe gekennzeichnet ist.

Biologische Reaktionen verändernde Eigenschaften des Alkaloid-Derivats Ukrain (NSC 631570)
Liepins A., Nowicky W.

Ukrain ist eine Verbindung aus Chelidonium-majus-Alkaloiden und Thiophosphorsäure, die als Immunmodulator in Krebs- und Aidspatienten mit Kaposi-Sarkom wirkt.

Wir untersuchten in vitro die immunmodulatorischen Eigenschaften von Ukrain, indem wir Effektorzellfunktionen der Mäuse benutzten. Die Bösartigkeit von Zellen basiert auf einer Störung im Regulationsmechanismus der zellulären Differenzierung und Proliferation. Eine spezifische Eigenschaft von Tumorzellen ist ihre Fähigkeit zu raschem Wachstum und Proteinsynthese. Daher ist die Wirkung von Antitumordrogen auf die Proteinsynthese von großem Interesse.

Die Experimente wurden an 80 weiblichen und männlichen Wistar-Ratten mit einem Gewicht von 100–150 g und mit implantierten M-45-Sarkomen durchgeführt, um die Auswirkungen der neuen Antikrebsdroge Ukrain auf die Proteinsynthese in vivo zu erforschen. Die Verabreichung der Droge (0,02 mg/kg i. p. oder in die Schwanzvene über einen Zeitraum von 14 Tagen) begann 1–7 Tage nach der subkutanen Inokulation des Tumors.

14C-Leucin wurde i. p. jeder Gruppe von Ratten verabreicht, um die Aktivität der proteinsynthetisierenden Systeme zu bestimmen. Tumor und Leber wurden untersucht. Ratten, die nicht mit Ukrain behandelt wurden, dienten als Kontrollgruppe. Ukrain verringerte die Aktivität der Translationsprozesse im Tumor (bis zu 30% der Kontrollgruppe), nicht aber in den Leberzellen. Besonders eindrucksvoll war die Wirkung, wenn Ukrain intravenös verabreicht wurde. Im Vergleich zu den mit Ukrain behandelten Ratten wurde bei den tumortragenden Ratten der Kontrollgruppe eine hohe Proteinsyntheseaktivität in Leber- und Tumorribosomen festgestellt.

Blutplasma und Tumorgewebe bestätigen die Effektivität von Ukrain-Gaben bei Brustkrebs
Nefyodov L., Uglyanitsa K., Smirnov V., Doroshenko Y., Karavaj N., Karavaj A.

Es ist bekannt, daß Tumore in der Lage sind, Aminosäuren in beträchtlicher Menge vom Organismus des Tumorträgers zu akkumulieren. 75% des Aminosäurepools in Geweben und physiologischen Flüssigkeiten stammen aus dem Abbau von endogenen Proteinen. Daher kann das Verhältnis von essentiellen zu nicht essentiellen Aminosäuren als signifikantes Kriterium für Proteinabbauprozesse dienen. Dies gilt vor allem für einen erhöhten Spiegel an Lysin.

Wir haben die Regelmäßigkeiten der Bildung des Aminosäurepools im Blutplasma und im Tumorgewebe von Patientinnen mit T1-2N0M0-Brustkrebs untersucht, die entweder kein Ukrain erhielten (25) oder mit Ukrain (10 mg/Tag i. v. mit einer Gesamtdosis von 50–100 mg) behandelt wurden (25). Patientinnen, die sich einer radikalen Mastektomie unterziehen mußten, erhielten Ukrain sowohl vor der Operation als auch danach.

Die Analyse des Gesamtpools an freien Aminosäuren und ihren Derivaten im Blutplasma und im Tumorgewebe der Patientinnen zeigte, daß die Aminosäureimbalance im Blut durch Ukrain normalisiert werden konnte, wobei das Verhältnis zwischen essentiellen und nicht essentiellen Aminosäuren praktisch gleich war wie in gesunden Spendern. Nach der Ukrain-Therapie war das Verhältnis im Tumorgewebe zweimal so hoch wie in unbehandelten Patientinnen. Dieser Anstieg kann auf hohe Konzentrationen von Lysin, Leucin und Prolin zurückzuführen sein, was auf eine Aktivierung der katabolen Prozesse im Tumor unter Einflußnahme der Droge hinweist. Die Prozesse zur Bildung des Aminosäurepools in Blutplasma und Tumor bestätigen die Antitumorwirkung von Ukrain.

Antimetastasische Wirkung von Ukrain bei Mäusen mit Melanom B-16
Susak Y., Todor I., Zemskov S.

Die Antitumor- und Antimetastasenwirkung von Ukrain wurde an C57B1/6-Mäusen untersucht. Das Präparat wurde intravenös in einer Dosis von 1 mg/kg jeden zweiten Tag (Gesamtdosis: 5 mg/kg) injiziert, beginnend mit dem 10. Tag nach der Tumorimplantation in die Muskeln der unteren Extremitäten, als bereits Mikrometastasen in der Lunge vorhanden waren. In der Kontrollgruppe wurde den Tieren eine physiologische Lösung injiziert. Die Wirkung des Präparats wurde anhand des Gewichts des Primärtumors, der Durchschnittszahl der Metastasen und dem mittleren Volumen pro Tier bestimmt. 4 Tage nach Beendigung der Ukrain-Therapie (23 Tage nach der Tumortransplantation) wurden die Mäuse für endgültige Untersuchungen getötet.

Ergebnisse: Ukrain verringerte das Gewicht des Primärtumors um 20% (p < 0,05) im Vergleich zur Kontrollgruppe. Die durchschnittliche Anzahl der Metastasen ging um 33% zurück, verglichen mit der Kontrollgruppe. Das mittlere Volumen der Metastasen in den Tieren der Gruppe, die mit Ukrain behandelt wurde, war um 80% geringer (p < 0,5) als in der Kontrollgruppe. Bei 3 (23%) Mäusen der untersuchten Gruppe konnten keine Metastasen beobachtet werden.

Ukrain verhindert in Mäusen mit transplantiertem metastasierendem Melanom B-16 tatsächlich die Entwicklung von Metastasen in der Lunge.

Untersuchungen zur chronischen Toxizität von Ukrain bei einer 6monatigen Behandlung von Nagetieren und Nichtnagetieren
Zymbaluk R., Furmanov Y., Susak I., Turchak S.

Ziel der Untersuchung war es, die chronische Toxizität von Ukrain (NSC 631570) bei Nagetieren und Nichtnagetieren nach einer 6monatigen Verabreichung der Droge festzustellen.

Material und Methoden: Zwei Studien wurden durchgeführt. Nagetiere: Ratten, 4 Gruppen, 40 Tiere (20 Weibchen, 20 Männchen) in jeder Gruppe. Nichtnagetiere: Kaninchen, 4 Gruppen, 12 Tiere (6 Weibchen, 6 Männchen) in jeder Gruppe. Die Gruppen 1 von beiden Arten waren die Kontrollgruppen. Die Gruppen 2–4 wurden mit Ukrain-Injektionen in einer Dosierung von 0,7, 0,3 und 0,07 mg/kg Körpergewicht behandelt. Die Injektionen wurden jeden zweiten Tag über einen Zeitraum von 6 Monaten verabreicht, bei den Ratten intramuskulär, bei den Kaninchen intravenös. Die Kontrollgruppen wurden mit einer normalen Salzlösung behandelt, in gleicher Dosierung und in derselben Weise verabreicht wie in den experimentellen Gruppen. Die Toxizität wurde anhand eines entwickelten Protokolls beurteilt.

Ergebnisse: Es wurde kein signifikanter Unterschied bei den klinischen, hämatologischen, biochemischen und histologischen Parametern zwischen den experimentellen und den Kontrollgruppen gefunden, die Werte waren weder zu Beginn noch am Ende der Studie signifikant verschieden. Entsprechend den WHO-Kriterien war die Toxizität von Ukrain Grad Null. Eine mögliche Erklärung dafür könnte der hohe therapeutische Index von Ukrain sein: 1250.

Effektivitätsanalyse der Komplextherapie an Patienten mit Rektumkarzinom

Bondar G., Borota A., Yakovets Y., Novitsky J., Zlotukhin S.

Eine randomisierte Untersuchung der Behandlung von 48 Patienten mit Rektumkarzinom der Stadien T2-4 N0-3 M0 wurde im regionalen Antikrebszentrum Donetsk, an der Klinik für Proktologie, durchgeführt. Die Wirksamkeit der Komplextherapie, die aus folgenden Mitteln bestand, wurde verglichen: Gruppe I – intensive Behandlung mit Röntgenstrahlen in Kombination mit langzeitiger endolymphatischer Chemotherapie mit Fluorouracil in einer Gesamtdosis von 5 g und Operation. Gruppe II – Monotherapie mit Ukrain: 10 mg intravenös jeden zweiten Tag bis zu einer Gesamtdosis von 60 mg, Operation und 40 mg Ukrain während der postoperativen Periode. 24 Patienten (Durchschnittsalter 58,3 Jahre) ohne deutliche pathologische Begleiterscheinungen wurden in beide Gruppen aufgenommen. Jeder einzelne Patient wurde vor der Behandlung untersucht und Kontrolluntersuchungen wurden routinemäßig nach der oben genannten Art der Behandlung durchgeführt. Daneben wurden Bestimmungen von einigen klinischen und biochemischen Parametern durchgeführt und der Immunsystemstatus (IgA, IgM, IgG; T- und B-Lymphozytenzahl, Phagozytenaktivität; CIC, AFP, CEA) kontrolliert.

Praktisch keine toxischen Effekte wurden nach der Ukrain-Monotherapie gefunden, während im Fall der Chemo- und Strahlentherapie sowohl objektive als auch subjektive Zeichen einer Intoxikation deutlich wurden. Es ist bemerkenswert, daß die Ukrain-Monotherapie zu einer Erhöhung der T- und B-Lymphozytenzahl und des Immunglobulingehalts führte, und die Phagozytenaktivität anstieg. Obwohl die Tumorregression in beiden Patientengruppen praktisch gleich war (18 bzw. 24%), war die Ausdruckskraft der morphologischen Veränderungen wesentlich höher nach der Ukrain-Behandlung. Bei Patienten mit Chemo- und Strahlentherapie traten während der Operation oftmals technische Schwierigkeiten auf. Das Auftreten postoperativer inflammatorischer Komplikationen war wesentlich höher in Gruppe I (35,6%) als in Gruppe II (11,6%). Während der neunmonatigen Beobachtung der Patienten beider Gruppen kam es in Gruppe I zu 5 Rückfällen, in Gruppe II trat kein Rückfall auf.

Vergleich von neuartigen Monotherapien durch Ukrain und 5-Fluorouracil bei lokalem Kolonkarzinom
Zemskov V., Susak Y., Kravchenko O., Zemskov S.

Ziel der Untersuchung war eine Verbesserung der Behandlungsresultate bei lokalem Kolonkarzinom durch Monotherapie mit Ukrain kombiniert mit Operation.

Methoden: Um den Tumor vor der Operation zu devitalisieren, verabreichten wir 38 Patienten mit lokalem Kolonkarzinom (T3-4N0-1M0) jeden zweiten Tag 10 mg Ukrain intravenös, in einer Gesamtdosis von 100 mg, und 20 mg unmittelbar vor der Operation. Die Kontrollgruppe (ebenfalls 38 Patienten) erhielten 5-Fluorouracil in einer Dosis von 600 mg/m^2 Körperoberfläche (Gesamtdosis 5,5–6,0 g) pro Durchgang. Die Behandlung wurde in der postoperativen Periode nach demselben Schema fortgesetzt.

Ergebnisse: In der mit Ukrain behandelten Gruppe konnten wir einen deutlichen Abfall (p < 0,05) der Tumormarker AFP, CEA und CA-125 beobachten sowie eine Stimulierung des Immunsystems. Die Überlebensrate innerhalb von 3 Jahren war 65,7%.

Schlußfolgerung: Ukrain kann in einer Komplextherapie bei lokalem Kolonkarzinom angewendet werden.

FALLBERICHTE

**Aus „Drugs under Research", zitiert nach
Dr. Peter Locatin.**

Ukrain mit Chemotherapie in malignem Melanom
Stabuc B., Benedicic D.

Eine Patientin wurde im Jahr 1991 chemotherapeutisch mit Interferon und chirurgisch wegen metastasierendem malignem Melanom behandelt. Nach einem Rezidiv 1993 wurde die Chemotherapie verändert und Ukrain wurde zwischen den Chemotherapieserien verabreicht. Während die Patientin 1993 an multiplen Lugenmetastasen litt, bewirkte die kombinierte Therapie mit Ukrain eine vollständige Remission, die über ein Jahr bis zum heutigen Tag andauerte.

Ukrain-Monotherapie in malignem Melanom
Hamler R., Hiesmayr W., Korsh O., Melnyk A.

Ein Patient mit metastasierendem malignem Melanom (Stadium III) wurde mit Ukrain-Monotherapie behandelt. Vor und während der ersten Phase der Ukrain-Behandlung schied der Patient im Urin Melanin aus. Nach der dritten Phase war kein Melanin mehr nachweisbar, und der Patient blieb ohne jede Krankheitssymptome für die letzten 12 Jahre.

Ukrain-Therapie bei rezidivem Brustkrebs mit Lungenmetastasen
Kadan P., Korsh O., Melnyk A.

Ein rezidiver Brustkrebs mit Lungenmestastasen wurde mit dem neuen Antikrebsmedikament Ukrain behandelt. Die ersten beiden Behandlungsphasen führten zu einer subjektiven Verbesserung des Allgemeinbefindens sowie zur Arbeitsfähigkeit, zu einem gesteigerten Appetit und zum Verschwinden der Kurzatmigkeit. Nach der sechsten Behandlungsphase mit Ukrain waren auch objektive Verbesserungen klinisch feststellbar im Röntgen, im hämatologischen und biochemischen Befund und in verbesserten Tumormarkern. Die Lymphknoten und Lungenmetastasen verschwanden. Der Patient zeigte eine vollständige klinische Remission.

Biophysiologische Wirkung einer Ukrain-Therapie bei einer Patientin mit Brustkrebs
Schramm E., Nowicky J. W., Godysh Y.

Die Wirkung von Ukrain auf verschiedene biophysiologische Parameter und subjektive Eindrücke wurden bei einer Patientin mit Brustkrebs untersucht, die vor der Ukrain-Behandlung keinerlei andere Therapie erhalten hatte. Tägliche Messungen von Puls, Blutdruck, Körpertemperatur und verschiedene Laboruntersuchungen wurden durchgeführt. Entwicklung und Verlauf von subjektiven und objektiven Erscheinungen scheinen typisch für Patienten, bei denen Ukrain langfristig eine vollständige Remission induzieren kann. Die hier beschriebene Patientin ist seit zwölf Jahren bis heute ohne jede onkopathologische Symptome.

Ukrain-Behandlung bei Zervixkarzinom
Kroiss T., Melnyk A., Korsh O.

Ein Klasse-IV-Papanicolaou-Zervixkarzinom wurde bei einer 28jährigen Frau mit endozervikaler Konusbiopsie (Elektrokoagulation) behandelt. Eine nach 3 Jahren durchgeführte Untersuchung ergab ein Zervixkarzinom in situ, eine Konisation wurde empfohlen, die von der Patientin verweigert wurde. Stattdessen wurde sie mit Ukrain behandelt. Die Klassifizierung ging ständig zurück, und nach einem Jahr Behandlung mit Ukrain war alles normal. 3 Jahre nach Beginn der Ukrain-Therapie gebar sie ein gesundes Kind. 8 Jahre später ist das Problem nicht mehr aufgetreten, und die Patientin ist gesund.

Kombinierte Therapie mit Ukrain und Chemotherapie bei Ovarkarzinom
Lohninger A., Korsh O. B., Melnyk A.

Eine Patientin mit Adenokarzinom im rechten Ovar mit lymphangitischer Karzinomatose, klassifiziert als G2-3 pT3 pNX pMX, wurde nach palliativem chirurgischem Eingriff mit Chemotherapie und gleichzeitig mit Ukrain behandelt. Zweieinhalb Jahre nach der Behandlung ist die Patientin ohne Zeichen eines Wiederauftauchens des Tumors, ihr Zustand ist exzellent.

Ukrain-Behandlung bei Ösophaguskarzinom
Vyas J. J., Jain V. K.

Bei einem Patienten wurde nach 11monatigen Schluckbeschwerden ein wenig differenziertes squamöses Ösophaguskarzinom diagnostiziert. Der Zustand galt nach klinischen und röntgenologischen Kontrastuntersuchungen als inoperabel.

Strahlentherapie und 3 Zyklen mit Chemotherapie wurden durchgeführt, aber es wurde keine Besserung erreicht. Eine Ukrain-Therapie (Zyklus mit 46 Ampullen) wurde unternommen; dies änderte die Situation völlig: alle subjektiven Probleme verschwanden und kein Karzinom wurde im Röntgen gesehen. Eine komplette Remission beinahe 4 Jahre nach der Ukrain-Therapie ist festzustellen.

Ukrain in der Behandlung von rezidivem Urethrakarzinom
Kadan P., Korsh O., Hiesmayr W.

Bei einem Patienten mit in geringem Grad differenziertem Urethrakarzinom (histologisch: Urothelialkarzinom G2-3, pT1 mit geringem Differenzierungsgrad) wurde eine Operation durchgeführt, mit Rezidiv nach 2 Monaten. Anstelle einer neuerlichen Operation wurde Ukrain als alleinige Therapie eingesetzt. 4 Monate später konnte durch histologische Überprüfung kein Karzinom festgestellt werden, ebenso nicht bei Untersuchungen 3 Jahre später.

Mögliche therapeutische Wirksamkeit von Ukrain (NSC 631570) bei AIDS-Patienten mit Kaposi-Sarkom
Voltchek I. V., Liepins A., Nowicky J. W., Brzosko W. J.

In dieser Studie werden zwei Fallberichte einer Therapie mit Ukrain, einer halbsynthetischen Thiophosphorsäureverbindung von Alkaloiden – isoliert aus Chelidonium majus L. – als Behandlung von AIDS-Patienten mit Kaposi-Sarkom präsentiert. Ukrain wurde in einer Dosierung von 5 mg jeden zweiten Tag – insgesamt 10 Injektionen – i. v. verabreicht. Während der Behandlung gingen die Kaposi-Sarkomläsionen in der Größe zurück, die Färbung verschwand, und keine neuen Läsionen erschienen innerhalb von 30 Tagen nach Beginn der Behandlung. Beide Patienten vertrugen Ukrain gut und zeigten einen verbesserten immunhämatologischen Befund: einen Anstieg aller Leukozyten, T-Lymphozyten und T-Suppressorzellen. In einem Fall wurden sogar die T-Helfer-Lymphozyten vermehrt. Zukünftige Untersuchungen sind notwendig, um die Wirksamkeit von Ukrain bei der Behandlung solcher Patienten einschätzen zu können.

Induktion eines zweiteilig-vorbestimmten Zelltodes in Krebszellen durch das Derivat Ukrain (NSC 631570)
Liepins A., Nowicky J. W., Bustamante J. O., Lam E.

Eines der Hauptziele effektiver und sicherer Chemotherapie ist die selektive Induktion des Zelltodes von Krebszellen. Von jüngsten Entwicklungen zum Verständnis des programmierten Zelltodes (PCD) oder Apoptose nimmt man an, daß sie neue Möglichkeiten für eine sicherere Chemotherapie bieten. Die Autoren der vorliegenden Studie untersuchten, ob das halbsynthetische Alkaloid und Phosphorsäurederivat Ukrain (NSC 631570) den vorprogrammierten Zelltod bzw. Apoptose in menschlichen K562-Leukämiezellen induzieren kann. Die Ergebnisse zeigten, daß Ukrain zwei bestimmte Arten von Programmen für einen Zelltod induzieren kann. Die eine entsprach morphologisch der klassischen Apoptose bzw. PCD, charakterisiert durch Blasen- und Spaltbildung von Membranvesikeln bei gleichzeitiger 51Cr-Ausscheidung; die Ukrain induzierte Apoptose war jedoch nicht verbunden mit der charakteristischen DNA-Fragmentation im Zellkern. Höhere Konzentrationen von Ukrain induzierten ein zweites Zellsterbeprogramm, das durch Blasenbildung an der Zelloberfläche, hohe spezifische 51Cr-Ausschüttung und extensive DNA-Polyploidie gekennzeichnet ist. Diese beiden Arten des Zelltodes sind voneinander durch eine „stille" Phase getrennt, die charakterisiert ist durch eine normale Zellmorphologie und eine reduzierte spezifische 51Cr-Freisetzung.

Vergleich von Chemotherapie und Strahlentherapie mit Ukrain als alleiniger Therapie bei Dickdarmkrebs

Susak Y. M., Zemskov V. S., Yaremchuk O. Y.,
Kravchenco O. B., Yatsyk I. M., Korsh O. B.

96 Patienten mit Dickdarmkrebs wurden in diese Zufallstudie einbezogen. 48 wurden mit Ukrain als alleiniger Therapie behandelt (15 mit metastasenbildendem und 33 mit nicht metastasenbildendem Kolorektalkarzinom) und 48 mit 5-Fluorouracil (5-FU) und Strahlentherapie. Die Therapieresultate mit klinischen, hämatologischen, immunologischen und biochemischen Parametern zeigen, daß Ukrain als Monotherapie wegen seiner malignotoxischen und immunmodulatorischen Wirkungsweise vorteilhafte Eigenschaften für die Behandlung von Kolon- und Rektalkrebs aufweist. Die objektive Response-Rate in der Gruppe mit metastasenbildendem Dickdarmkrebs, die mit Ukrain behandelt worden war, betrug 40%. Es gab keinen beobachteten Tumorrückgang in der mit 5-FU behandelten Gruppe. Die Überlebensrate (bis zu 21 Monate) bei den mit Ukrain behandelten Patienten mit nicht metastasierendem Dickdarmkrebs betrug 78,6% und 33,3% in einer entsprechenden Kontrollgruppe.

Ukrain ist ein neues effektives Medikament in der Therapie von Dickdarmkrebs. Es kann hilfreich eingesetzt werden sowohl in der Behandlung von metastasierendem Dickdarmkrebs als auch bei nicht metastasierendem Dickdarmkrebs.

Einfluß von Ukrain auf Patientinnen
mit chirurgisch behandeltem Brustkrebs.
Teil 1. Klinische und Laborparameter
Uglyanica K. N., Fomin K. A., Nefyodov L. I.,
Nowicky J. W., Brzosko W. J., Jankowski A.

Untersuchungen wurden durchgeführt, um den Einfluß von
Ukrain auf die klinischen Parameter und Laborparameter von
10 Patientinnen mit Brustkrebs, die in der präoperativen Phase
mit Ukrain behandelt wurden, festzustellen. Die Kontrollgruppe setzte sich aus 8 Patientinnen im selben Alter und mit
demselben Krankheitsfortschritt zusammen, die jedoch kein
Ukrain vor der Mastektomie erhalten hatten. Die Daten dieser
Studie deuten an, daß das Medikament vom chirurgischen
Standpunkt aus als besonders hilfreich bewertet werden kann,
da die Tumorhärte erhöht wird und die metastatischen
Lymphknoten sich vergrößern. Darüber hinaus ist eine Behandlung vollkommen harmlos, es treten keinerlei Nebenwirkungen oder allergische Reaktionen auf.

Die Wirkungsweise von Ukrain, eine zytostatische
und immunmodulatorische Droge, auf Bestrahlung
Boyko V. N., Voltchek I. V., Petrov A. S., Bubnov V. P.

Die Fähigkeit von Ukrain, einer zytostatisch wirksamen und
immunmodulatorischen halbsynthetischen Verbindung von
Thiophosphat-Alkaloiden aus Chelidonium majus L., die Auswirkungen der Bestrahlung zu verändern, wurde in CBA/J-
Mäusen untersucht, denen Dosen von 0,2 bis 10 mg/kg Ukrain
verabreicht worden waren. Ukrain erhöhte die Überlebensrate
der Mäuse um 50–60% bei Strahlendosen von 6,00 bis
6,75 Gy, kein Effekt trat bei 7,5 Gy auf. Ein Variieren der Dosis von Ukrain hatte unter den gegebenen experimentellen

Konditionen keinen Einfluß auf das Ergebnis der Bestrahlung. Die höchste Steigerung der Überlebensrate der Mäuse wurde beobachtet, wenn das Medikament in einem Zeitraum von 6 Stunden vor bis 3 Stunden nach der Bestrahlung verabreicht wurde. Es ist erwähnenswert, daß unter keinen Umständen die Gabe von Ukrain zu einer Verringerung der Überlebensrate bestrahlter Tiere führte. Der zentrale Punkt der vorliegenden Studie ist die Tatsache, daß Ukrain fähig ist, die Auswirkungen einer Bestrahlung, sowohl in prophylaktischer als auch kurativer Anwendungsweise, abzuschwächen. Die Wirkungsweise von Ukrain ist deutlich sichtbar für Dosen von 0,2 bis 10 mg/kg für den gesamten untersuchten Zeitraum und für Bestrahlungsdosen, die LD85/30 nicht überschreiten. Ukrain war auch in der Lage, die Auswirkungen einer länger andauernden Bestrahlung zu mildern.

UKRAIN
Gutachten (Ludwig)
Gegenstellungnahme (v. Eick)

COMPARISON OF CHEMOTHERAPY AND X-RAY THERAPY WITH UKRAIN
MONOTHERAPY FOR COLORECTAL CANCER
Susak Y.M., Zemskov V.S., Yaremchuk O.Y., Kravchenco O.B., Yatsyk I.M., Korsh O.B.

Drugs Exptl. Clin. Res. XXII (Suppl.) 43-50 (1996)

Arbeits- und Sozialgericht Wien

Postaufgabe am ....
Paketwagen - Übernicht ... ... art bei ....

GUTACHTEN Eingelangt am 1 7. DEZ. 1997

.............fach, ...Beilagen ....Akt-en
.............Halbschrift-en

Zur Zeitschrift

Es handelt sich um ein sogenanntes Supplement der oben genannten Zeitschrift. Solche zusätzliche Ausgaben einer periodisch erscheinenden Zeitschrift werden häufig von Pharmaunternehmen herausgegeben und finanziert, um deren Produkte entsprechend darzustellen. Häufig erfolgt die Veröffentlichung ohne sogenanntes Peer Review (also ohne Bewertung der wissenschaftlichen Qualität durch unabhängige Begutachter). Damit reduziert sich oft die Bedeutung solcher Supplemente auf das Niveau von Firmenbroschüren.

Zur Veröffentlichung selbst

1.) Randomisierung

Die Autoren behaupten, daß die Patienten randomisiert der Behandlungs- oder Kontrollgruppe zugewiesen wurden. Sie haben aber verabsäumt, die Methode der Randomisierung darzulegen. Es ist aber äußerst unwahrscheinlich, daß alle Patienten ordnungsgemäß in die beiden Gruppen randomisiert wurden, da eine wissenschaftlich korrekte Randomisierung praktisch immer zu geringgradigen Unterschieden in beiden Behandlungsgruppen führt.

Im Gegensatz dazu sehen die Patientengruppen im vorliegenden Schriftwerk folgendermaßen aus:

Ukrain 1	15 Patienten	Kontrolle 1	15 Patienten
Ukrain 2	33 Patienten	Kontrolle 2	33 Patienten
Nenner:	48 Patienten	Frauen	48 Patienten
Karnofsky Index	70,6		70,3

Diese völlige Übereinstimmung der Patientengruppen ist ein fast sicherer Hinweis für eine Manipulation der Zuordnung der Patienten, und letztlich für einen wissenschaftlichen Betrug.

Tabelle 2

Ein wissenschaftlich korrekter Bericht würde geringgradige, jedoch nicht statistisch signifikante Unterschiede zwischen der Reihe 1 und 3 aufzeigen. Solche, üblicherweise vorkommende Unterschiede sind auf unvermeidbare Variationen von Einzelwerten zwischen verschiedenen Patientengruppen zurückzuführen. Es ist praktisch unmöglich, derart ähnliche Mittelwerte wie in Tabelle 2 für die Patienten und Kontrollgruppe angegeben wurde, ohne Manipulation zu erreichen. Somit ergibt sich, daß auch diese Daten manipuliert sind.

Resultate

Zwischen den im Text genannten Ergebnissen und den anhand von Balken in den Abbildungen 2,3, und 4 und 6 dargestellten Größenordnungen ergibt sich eine Diskrepanz, d.h. entweder die Werte im Text oder die in den Abbildungen dargestellten Größenordnungen, oder sowohl die Text- als auch die Bildangaben sind falsch.

Die Autoren behaupten, daß bei 100% der Patienten der Gruppe 1 unter Ukraintherapie eine deutliche Besserung des Gesamtzustandes aufgetreten sei. Dazu ist zu sagen, daß es wenige Therapien in der Medizin, und noch weniger in der Onkologie, gibt, die einen 100%igen Therapieerfolg herbeiführen, was ebenfalls die Glaubwürdigkeit der Daten in Frage stellt.

Nebenwirkungen

Die Autoren beschreiben bei 80% der Patienten der Kontrollgruppe I hepatotoxische und nephrotoxische Nebenwirkungen unter 5-FU-Therapie. Bei einem Drittel der Patienten haben sie die Behandlung wegen hepatotoxischer Nebenwirkungen abgebrochen. Diese ungewöhnlich hohe Nebenwirkungsrate läßt sich nur dadurch erklären, daß entweder die Nebenwirkungsrate manipulativ zu hoch angegeben, oder eine toxische, nicht den üblichen Qualitätsstandards entsprechende, 5-FU Präparation verwendet wurde. Eine analoge Situation ergibt sich für die Patienten der Kontrollgruppe 2, für die ebenfalls ungewöhnlich hohe Nebenwirkungsraten behauptet werden.

Immunologische Parameter

Die behauptete uniforme Verbesserung der getesteten Parameter in der Ukraingruppe und die ebenso uniforme Verschlechterung dieser Parameter in der Kontrollgruppe erscheint äußerst unrealistisch. Außerdem fehlt die statistische Analyse der Daten.

Diskussion

Die Autoren behaupten, daß die von ihnen mit 5-FU bei den Kontrollpatienten beschriebenen Ergebnissen den Erfahrungen seriöser wissenschaftlicher Arbeitsgruppen entsprechen. Diese Behauptung ist falsch. In der Regel werden bei 20% der mit 5-FU und Leukoverin behandelten Patienten mit metastasiertem Coloncarcinom Remissionen erreicht. Außerdem führt diese Therapie im Vergleich zu einer unbehandelten Kontrollgruppe zu einer signifikanten Verlängerung der Überlebenszeit.

Überlebenszeit

Korrekterweise werden Überlebenszeiten mithilfe der Kaplan-Mayer Funktion analysiert, wobei die Daten aller in die Studie eingebrachten Patienten inkludiert werden müssen. Die in der Publikation beschriebene Methode zur Beurteilung der Überlebenszeit ist inkorrekt und führt zu falschen Aussagen. Korrekterweise würde man die Überlebenskurven der in die Therapie- und Kontrollgruppe randomisierten Patienten präsentieren; solche fehlen.

Studiendesign

Die derzeitige Standardtherapie bei Patienten mit neu diagnostiziertem Dickdarmcarcinom besteht in der Operation. Beim Coloncarcinom ist eine praeoperative Chemotherapie selbst bei fehlendem Nachweis von Fernmetastasen derzeit aus folgenden Gründen nicht zu rechtfertigen:
Bei Patienten mit Coloncarcinom führt die gegenwärtig verfügbare Standardchemotherapie (5-FU + Leukovorin) nur bei etwa 20 % der Patienten zu einer objektiven Tumorverkleinerung. Bei weiteren 20 - 25% der Patienten kann mit dieser Behandlung eine passagere Stabilisierung des Tumorwachstums erreicht werden. Bei etwa 50% der Patienten mit metastasiertem Coloncarcinom ist daher mit einer Tumorprogression zu rechnen. Eine Verschiebung des Operationszeitpunktes nach der Durchführung einer praeoperativen Chemotherapie würde bedeuten, daß bei zumindest 50% der Patienten (bei denen die Chemotherapietherapie keinesfalls wirksam ist) die Operation wegen des inzwischen erfolgten Tumorwachstums schwieriger und mit geringerer Wahrscheinlichkeit radikal durchzuführen wäre. Aus diesem Grund werden derzeit praeoperative Chemotherapien beim Coloncarcinom nicht vorgenommen. Aufgrund dieser Tatsachen muß das von den Autoren verfolgte Studiendesign als unverantwortlich und unethisch bezeichnet werden. Dies gilt natürlich noch umsomehr für den Einsatz für Ukrain (einer Substanz mit bisher unbewiesener Wirksamkeit) in einer praeoperativen Therapiesituation.

Methoden zur Beurteilung des klinischen Stadiums

Es fehlt eine exakte Darstellung der Methoden, mit denen ein klinisches Staging und insbesondere das Vorliegen einer Metastasierung erfaßt oder ausgeschlossen wurde.

Fallzahl

Die Zahl der in die Untersuchung eingebrachten Patienten ist zu klein, um aussagekräftige Ergebnisse zu produzieren. Dementsprechend fehlen auch die üblichen statistischen Berechnungen über die erforderliche Zahl von Studienpatienten. Üblicherweise werden heute mehrere hundert bis mehrere tausend Patienten in derartige Studien eingebracht, um letztendlich zu konklusiven Resultaten zu gelangen.

Zusammenfassung

Zusammenfassend muß festgestellt werden, daß die Autoren den Patienten ein Therapiekonzept zugemutet haben, daß derzeit aus medizinischer Sicht als unverantwortlich und unethisch bezeichnet werden muß. In dem Manuskipt fehlen Angaben über die Art und Weise der angeblich vorgenommenen Randomisierung, es fehlen Angaben über die statistische Analyse der Daten. Weiters bestehen Diskrepanzen zwischen dem im Text und in den Abbildungen gemachten Aussagen. Darüberhinaus ist aufgrund mehrerer oben angeführter Übelegungen mit großer Wahrscheinlichkeit anzunehmen, daß die Daten manipuliert wurden und somit die Publikation als wissenschaftlicher Betrug zu bewerten ist.

Prim.Univ.Prof.Dr.H.Ludwig

Harald von Eick - Pharma Service

Theodor-Heuss-Straße 1
88471 Laupheim
Germany
Tel.: 0049 7392 913394
Fax 0049 7392 913391
Tel. (private): 0049 07392 6658
h.voneick@t-online.de

09. Dezember 1998

Nowicky Pharma
z. Hd.: Herrn Dipl. Ing. Dr. J.W. Nowicky
Margaretenstr. 7
A – 1040 Wien

Österreich

-Gegenstellungnahme-Gutachten Prof. Dr. H. Ludwig-

Lieber Jarroslaw,

wie mit Dir und Deinem Rechtsanwalt vereinbart, erhälst Du mit diesem Schreiben eine Stellungnahme zu dem Gutachten von Herrn Universitätsprofessor Dr. H. Ludwig.

Um dabei größtmögliche Sachlichkeit zu wahren, habe ich mich bemüht, die Kritikpunkte von Herrn Ludwig in der von ihm vorgegebenen Reihenfolge abzuhandeln. Bitte händige Deinem Anwalt auch meine Stellungnahme zu dem Gutachten von Herrn Eichler aus, da hieraus sicherlich noch vertiefende Informationen zu beziehen sind.

Ad "Zur Zeitschrift": Die Feststellung, daß es sich bei der zitierten Literaturstelle um ein Supplement handelt ist richtig und wird innerhalb des Literaturzitats auch keineswegs verheimlicht. Es ist ebenfalls korrekt, daß derartige Supplements häufig von Pharmaunternehmen herausgegeben und finanziert werden.
Dabei wird es Herrn Prof. Ludwig sicherlich nicht entgangen sein, daß derartige Supplements auch hinsichtlich jener Produkte in großer Zahl existieren, die heute aus der modernen Pharmakotherapie nicht mehr wegzudenken sind. Allein aus der Tatsache, das Supplements zu diesen Produkten existieren, deren Erstellung von den Produzenten der jeweiligen Medikamente in Auftrag gegeben und finanziert wurden, die Wirksamkeit der Produkte und die Seriösität ihrer Hersteller in Zweifel ziehen zu wollen entbehrt jeder sachlichen Grundlage.
Ob das betreffende Supplement vor dessen Erscheinen von einem externen "review committee" begutachtet wurde, vermag ich – im Gegensatz zu Herrn Prof. Ludwig - nicht zu beurteilen. Aus eigener Erfahrung sind mir jedoch die "Review Kriterien" bekannt, die in derartigen Fällen zur Bewertung herangezogen werden. Aus diesem Grunde halte ich eine wissenschaftliche Publikation, die vor ihrem Erscheinen einem externen Review unterzogen wurde, allein wegen dieses Umstandes nicht per se für vertrauenswürdiger (wenngleich die Idee einer externen, unabhängigen Begutachtung selbstverständlich zu begrüßen wäre – wenn es denn unabhängige Gutachter in der erforderlichen Anzahl gäbe).

165

Ad "Randomisierung": Hinsichtlich der Frage, ob es sich bei dieser Studie um ein randomisiertes Design handelt oder nicht, bin ich davon überzeugt, daß die Prüfärzte einem begrifflichen Lapsus unterlegen sind. Was sie als „randomisiert nach Alter, Geschlecht, Diagnose etc." definieren, bedeutet lediglich, daß auch die Kontrollpatienten nur nach Erfüllung der gewählten Einschlußkriterien in die Studie rekrutiert wurden. Hier wurde der Begriff der Randomisation, d.h. die zufallsartige Zuteilung der Studienpatienten auf die beiden Therapiegruppen, eindeutig in einem falschen Zusammenhang benutzt. Bei der Studie handelt es sich meines Erachtens um eine kontrollierte (aber nicht randomisierte!) Studie, d.h. die Patienten, welche innerhalb der Studie therapiert werden, müssen homogene Ein-sowie Außschlußkriterien erfüllen (unabhängig von der Therapiegruppe innerhalb derer sie behandelt werden. Aus diesem Grund halte ich hier den Vorwurf einer bewußten Täuschung nicht für angemessen. Ein derartiges rein kontrolliertes Studiendesign erklärt natürlich auch sogleich zwanglos die gleichartige Zuteilung von Patienten in die Studiengruppen.

Ad "Tabelle 2":Bezogen auf die Betrachtung von 48 Patienten pro Therapiegruppe ist es sehr wohl möglich eine sehr homogene Mittelwert-Verteilung hinsichtlich der diversen Laborparameter in beiden Gruppen vor Therapiebeginn zu erhalten. Welche Gründe sollten bei sachlicher Betrachtung denn auch gegen eine homogene Verteilung sprechen, wenn sich wegen des kontrollierten Studiendesigns die Patienten beider Gruppen hinsichlich der klinischen Merkmale (im Mittel) nicht wesentlich unterscheiden sollten?- Die recht homogene Laborwertverteilung als Beweis für eine Manipulation zu definieren, ist absurd.

Ad "Resultate": Herr Prof. Ludwig stellt fest, daß die Autoren über eine 100%ige Besserung des Gesamtzustandes berichten. Gleichzeitig bemerkt er (sehr richtig!), daß kaum Therapien existieren, die in der Onkologie zu einem 100%igen Therapieerfolg führen. Ganz offensichtlich setzt hier Herr Prof. Ludwig eine "Besserung des Gesamtzustandes" mit einem "Therapieerfolg" gleich. Dies ist selbstverständlich nicht korrekt. In einer klinischen Studie wird dann von einem Therapieerfolg bei einem definierten Patienten gesprochen, wenn dieser Patient das vorab definierte, sogenannten Hauptzielkriterium (konfirmatorisches Kriterium) erfüllt, unabhängig davon, wieviele der übrigen definierten Nebenzielkriterien er erfüllt. Den Therapieerfolg des Ukrains in dieser Studie geben die Autoren klar mit 40% an (Tumorremission in der Gruppe der metastasierten Patienten). Die Überlebensrate bis 21 Monate nach Therapie wird für die Gruppe nicht-metastasierter Ukrain-behandelter Patienten mit 78,6% angegeben während die Patienten der entsprechenden Kontrollgruppe eine Überlebensrate von 33,3% aufweisen. Von einem 100%igen Therapieerfolg ist an keiner Stelle der Publikation die Rede.

Ad "Nebenwirkungen":
Herr Prof. Ludwig stellt fest, daß die Autoren die 5-FU-Therapie in 33% der Fälle der 15 metastasierten Patienten wegen hepatotoxischer und nephrotoxischer Nebenwirkungen vorzeitig abgebrochen hätten und bemerkt, daß dieses ausgesprochen hohe Maß an Toxizität nur auf eine indiskutable Produktqualität der 5-FU-Präparation oder aber auf eine bewußte Datenmanipulation zurückgeführt werden könne. Dazu ist festzustellen, daß die übrigen 33 nicht-metastasierten Patienten das identische 5-FU-Therapieschema erhalten hatten. Unter diesen Patienten befanden sich lediglich drei bei denen aus Toxizitätsgründen nur ein Therapiezyklus durchgeführt werden konnte, d.h. die Therapie vorzeitig abgebrochen werden mußte. Addiert man nun die beiden Gruppen zusammen, so ergeben sich 8 vorzeitige Therapieabbrüche bei 48 Patienten. Damit ergibt sich eine tatsächliche Rate intolerabler Toxizitäten von 16,6% anstatt der von Herrn Prof. Ludwig angegebenen 33%.

166

Ad "Immunologische Parameter": Was erscheint an dieser Behauptung unrealistisch – da sie doch vollständig die theoretischen Erwartungen erfüllt? – Im Gegenteil: jedes andere Ergebnis sollte eigentlich überraschen. Ist nicht zu erwarten, daß ein zytotoxisch wirkendes Medikament, welches diese Effekte auch auf die diversen Populationen immunkompetenter Zellen ausübt zu einer signifikanten Verschlechterung zahlreicher immunologischer Parameter führt. Währenddessen repräsentiert das Ukrain eine Substanz, die auf Grund ihrer vielfältigen aktivierenden Wirkungen auf die Immunitätslage des Patienten, sehr wohl in der Lage sein sollte in dieser Hinsicht zu gegensinnigen Effekten zu führen.

Ad "Diskussion": Offensichtlich existieren auch namhafte westeuropäische Onkologen, welche der Behauptung einer 20%igen Remissionsrate unter 5-FU und einer signifikanten Lebensverlängerung nicht ohne weiteres zustimmen. Obwohl dieses Präparat nach wie vor die medikamentöse Standardtherapie dieses Tumors repräsentiert, kommt der namhafte klinische Onkologe Professor Dr. H.-J. Schmoll zu einem von Herrn Prof. Ludwig abweichenden Ergebnis: "Die objektive Remissionsrate mit 5-FU allein als Bolus über 5 Tage oder wöchentlich führt zu einer objektiven Remissionsrate von 3 – 18 % in Abhängigkeit von der Dosisintensität. Eine wöchentliche 24-h-oder 48-h-Infusion oder eine kontinuierliche Dauerinfusion von 5-FU führt zu höheren Remissionsraten ohne Verlängerung der Überlebensdauer".

Ad "Überlebenszeit": Hier wäre tatsächlich eine Analyse der Überlebenszeiten nach Kaplan-Mayer wünschenswert gewesen. Aus der Tatsache, daß diese Form der Darstellung nicht gewählt wurde, läßt sich jedoch wohl kaum der Versuch einer vorsätzlichen Täuschung ableiten. Auch andere Autoren haben derartige Überlebenskurven nicht in der Kaplan-Mayer – Darstellung publiziert und dennoch valide Angaben zu diesem Kriterium präsentiert.

Ad "Studiendesign": Die Argumentation von Herrn Prof. Ludwig ist stichhaltig sofern sie sich
1. auf die Anwendung von 5-FU+Leucovorin beschränkt und
2. auf die Therapie außerhalb klinischer Studien bezieht.

Begründung: Es wird in jedem Onkologielehrbuch sowie innerhalb onkologischer Publikationen zu neuen Therapieformen stets empfohlen, neue therapeutische Optionen, wie z.B. die präoperative, medikamentöse Tumortherapie zunächst immer erst in klinischen Studien zu überprüfen, da nur so, d.h. unter standardisierten Bedingungen die Wirksamkeit und Unbedenklichkeit eines derartigen neuen Therapieprinzips beurteilt werden könne. Dieser Aufforderung sind die Autoren der Publikation gefolgt.
Wenn es Herrn Ludwig in seinem Gutachten erlaubt ist, seine persönliche Meinung zu äußern, so sei mir dies ebenfalls gestattet: Wer die Publikation von Susak et al aufmerksam liest, dem wird nicht entgehen, daß die präoperative Phase der Ukrain-Therapie lediglich über einen Zeitraum von 10 Tagen durchgeführt wurde. Dies ist durchaus ein Zeitraum (und dies nicht nur in klinischen Studien), über den eine Operation hinausgezögert werden kann, ohne deshalb negative Konsequenzen für die weitere Prognose des Patienten befürchten zu müssen. Um dies zu unterstreichen, scheint es mir wichtig festzustellen, daß ein Zeitraum von 10 Tagen die durchschnittliche, normale Wartezeit eines beliebigen Tumorpatienten auf seine Operation bei weitem unterschreitet.
Der Frage, ob die Anwendung des Studiendesigns, nach welchem die Patienten therapiert wurden, als "unverantwortlich und unethisch" einzuschätzen sei, muß sich Herr Ludwig in seinem Gutachten nicht widmen – diese Frage wurde bereits getreu der GCP-Regularien eindeutig durch die für die Studienleitung zuständige Ethikkommission entschieden (Die Studie ist ethisch vertretbar!).

167

Pikanterweise besteht das nach Meinung der Autoren wichtigste Ergebnis der Studie darin, daß die präoperative Ukrain-Therapie zahlreiche inoperable Tumorpatienten in einen operablen Zustand überführen konnte. Wenn Herr Prof. Ludwig vor Durchführung dieser Studie daher das Studiendesign als unethisch und unverantwortlich eingeschätzt hätte, so wäre dies ja noch u.U. nachvollziehbar gewesen. Auf völliges Unverständnis stößt diese Kritik bei mir jedoch, da dieses von den Autoren zu recht so hoch eingeschätzte Ergebnis ja gerade die Befürchtungen von Herrn Prof. Ludwig aus dem Weg räumen. Das Studienergebnis beweist ja gerade, daß es eben ganz offensichtlich nicht so ist, daß den Patienten durch eine präoperative Ukrain-Therapie die optimale Behandlungsstrategie vorenthalten wird – im Gegenteil.

Ad "Methoden zur Beurteilung des klinischen Stadiums": Das klinische "staging" wird von den Autoren in der Tabelle 1 sehr akribisch nach 2 verschiedenen Klassifikationsmodellen beschrieben (1. TNM-Klassifikation und 2. Dukes-Klassifikation mit der Astler-Coller-Modification). Die Dukes-Klassifikation sollte heute nicht mehr benutzt werden; da jedoch auch die UICC-Klassifikation mit der TNM-Einteilung von den Autoren angewandt wurde, sehe ich keinerlei Probleme. Herr Prof. Ludwig bemängelt insbesondere die fehlenden Angaben bezüglich der Methodik, welche zu den staging-Daten der Patienten geführt haben. Die Autoren geben hier lediglich an, die Tumoren/Metastasen seien histologisch evaluiert worden. Diese Feststellung ist hinreichend für eine Publikation.

Ad "Fallzahl": Ob, wie Herr Prof. Ludwig behauptet, die Fallzahl in der betreffenden Studie zu klein gewählt wurde, "um aussagekräftige Ergebnisse zu produzieren", läßt sich überhaupt nicht beurteilen. Da es Herrn Prof. Ludwig ganz offensichtlich an den entsprechenden Kenntnissen zur biostatistischen Berechnung von Patientenzahlen in klinischen Studien mangelt, beschränkt er sich auf die lapidare Feststellung, daß "üblicherweise heute mehrere hundert bis mehrere tausend Patienten in derartige Studien eingebracht werden, um letztendlich zu konklusiven Resultaten zu gelangen. Dazu ist folgendes zu sagen: Um eine statistische Fallzahlanalyse vornehmen zu können bedarf es der vorherigen Definition der folgenden Parameter:

1. Der Hauptzielparameter (=Hauptmeßparameter) der Studie muß bekannt sein (z.B. mittlere Überlebenszeit der Patienten, Überlebensrate der Patienten, Rate der Patienten mit einer objektiven Tumorremission etc.)
2. Die Studienhypothese muß bekannt sein, d.h. welche Erwartung hege ich in Bezug auf die Effektivität der Prüfmedikation im Vergleich zur Referenzmedikation unter Berücksichtigung des gewählten Hauptzielparameters (siehe Pkt. 1). Mit anderen Worten: Wieviel % klinischer Überlegenheit traue ich meiner Prüfmedikation im Vergleich zu der Referenzmedikation zu?
3. Der sogenannte α-Fehler (=Typ I-Fehler) muß definiert werden. Er gibt die Wahrscheinlichkeit an, mit der ein signifikanter Wirksamkeitsunterschied zwischen äquieffektiven Prüfmedikationen nachgewiesen wird (Risiko eines falsch-positiven Ergebnisses)
4. Der sogenannte β-Fehler (=Typ II-Fehler) muß definiert werden. Er gibt die Wahrscheinlichkeit an, mit der ein signifikanter Wirksamkeitsunterschied zwischen unterschiedlich effektiven Prüfpräparaten nicht nachgewiesen werden kann (Risiko eines falsch-negativen Ergebnisses)

Ich möchte an dieser Stelle dieses Thema nicht vertiefen, glaube jedoch gezeigt zu haben, daß die Berechnung einer statistisch validen Fallzahl keine Frage der persönlichen Einschätzung nach der Methode "π x Daumen" darstellt, sondern klar definierten mathematischen Regeln folgt. (Wenn gewünscht, können wir gerne beispielhaft derartige Berechnungen einmal anstellen.) Das Problem hinsichtlich der von Susak et al definierten Fallzahl besteht nun darin, daß bezüglich der vier obigen Kriterien keinerlei Angaben gemacht werden, und demzufolge auch keine Aussage über die notwendige Mindestzahl an Patienten getroffen werden kann.

Abschließend möchte ich jedoch betonen, daß im Zusammenhang mit der Therapie fortgeschrittener Tumorpatienten Herrn Prof. Ludwig keine einzige klinische Wirksamkeitsstudie bekannt sein dürfte, in welche tausend oder gar mehr Patienten rekrutiert wurden. Derartige Patientenzahlen entstammen anderen Indikationsgebieten außerhalb der Onkologie.

Ad "Zusammenfassung": Siehe obige Kommentare!

Mit besten Grüßen

Harald von Eick

TAXOL
FACHINFORMATIONEN

CISPLATIN
INFORMATIONEN IM PHARMA-CODEX
1993/94

FACHINFORMATION

TAXOL®-
Konzentrat zur Infusionsbereitung

Arzneiform: Lösung
Z.Nr.: 1-20086
Hersteller: Bristol Caribbean Inc., Mayaguez, Puerto Rico
Vertrieb: Brisol-Myers Squibb GesmbH, Wien

Zusammensetzung
1 Ampulle zu 5 ml enthält: 30 mg Paclitaxel, 2635 mg Poly (oxyethylen)-35-Rizinusöl (Cremophor EL), 1980 mg Ethanol.

Eigenschaften und Wirksamkeit
TAXOL-Konzentrat zur Infusionsbereitung enthält Paclitaxel, einen antimikrotubulären Wirkstoff mit einem neuen Wirkungsmechanismus. Paclitaxel führt im Gegensatz zu den Vincaalkaloiden zu einer vermehrten Bildung von Mikrotubuli und fördert deren Stabilität. Die so entstehenden Mikrotubuli sind resistent gegen eine Depolymerisation und im wesentlichen funktionslos.
Da Paclitaxel mit den Mikrotubuli interagiert, kommt seine Wirkung vor allem in der späten G-2 und/oder in der M-Phase des Zellzyklus zur Entfaltung. Paclitaxel führt zur Bildung abnormer Spindelverzweigungen während der Mitose, sowie zur Hemmung einer Vielzahl von Zellfunktionen wie Chemotaxis, Migration und Zellausbreitung.

Bei den bis zum jetzigen Zeitpunkt vorliegenden klinischen Untersuchungen in empfohlener Indikation, Dosierung und Applikationsdauer lag die Ansprechrate abhängig von der vorausgegangenen Zytostatikatherapie beim metastasierendem Ovarialkarzinom bei 21 % (95 % Konfidenzintervall 11-33 %) und beim metastasierenden Mammakarzinom bei 29 % (95 % Konfidenzintervall 21-38 %).

TAXOL brachte bei platin- und anthrazyklin-resistenten Patienten noch Ansprechraten von 20-30%, allerdings scheint es in vivo und in vitro dem Mechanismus der "Multiple drug-resistance" (MDR) zu unterliegen.

Hinsichtlich der Kombination mit anderen Antitumor-Substanzen bestätigten in vivo Untersuchungen an Mäusen den synergistischen Effekt von TAXOL und Cisplatin. Klinische Untersuchungen dazu und mit anderen Zytostatika liegen zum jetzigen Zeitpunkt nicht vor. Vergleichsstudien mit anderen Zytostatika liegen derzeit ebenfalls noch nicht vor.

Es gibt keine Untersuchungen zur eventuellen kanzerogenen Wirkung von TAXOL. Im Rahmen von in vitro und in vivo Untersuchungen an Säugetierzellsystemen erwies sich TAXOL als mutagen.

Pharmakokinetik:
Nach intravenöser Verabreichung zeigt Paclitaxel eine biphasische Abnahme der Plasmakonzentration. Die mittlere terminale Eliminationshalbwertszeit wird zwischen 6,4 und 12,7 Stunden geschätzt. Die Gesamtkörper-Clearance lag im Durchschnitt zwischen 6,9 bis 15,6 l/Stunden/m^2. Das Verteilungsvolumen im steady state lag im Mittel zwischen 68 und 162 l/m^2, welches auf eine große extravaskuläre Verteilung und/oder Gewebebindung von Paclitaxel hinweist.

In-vitro-Untersuchungen zur Bindung an menschliches Plasma-Eiweiß zeigten, daß 89% des Arzneistoffes gebunden sind; dabei wurde Paclitaxel in einer Konzentration von 0,1 bis 50 µg/ml eingesetzt. Cimetidin, Ranitidin, Dexamethason oder Diphenhydramin beeinflußten die Eiweißbindung von Paclitaxel nicht. In drei klinischen Studien wurden eine Reduktion der Clearance von TAXOL, verbunden mit der bekannten Hemmung von Cytochrom P450 in der Leber durch Cimetidin, beobachtet. Auf die Wirksamkeit von TAXOL scheint dieser Effekt keinen Einfluß zu haben.

Die maximale Plasmakonzentration war innerhalb des untersuchten Dosisbereichs (15 bis 275 mg/m^2) dosisabhängig.

Verteilung, Metabolismus und Ausscheidung von Paclitaxel sind beim Menschen nicht voll aufgeklärt. Nach intravenöser Verabreichung von TAXOL-Infusionslösung werden 1,9 bis 12,7 % der verabreichten Dosis als unveränderte Substanz renal ausgeschieden, dies deutet auf eine ausgeprägte nicht-renale Clearance hin. Paclitaxel wird bei Tieren in der Leber metabolisiert. Es gibt Hinweise, daß auch beim Menschen primär ein hepatischer Metabolismus erfolgt. Die Auswirkung einer Nieren- bzw. Leberinsuffizienz auf die Ausscheidung von Paclitaxel ist nicht untersucht worden.

Anwendungsgebiete
TAXOL ist indiziert zur Behandlung des metastasierenden Ovarial- und Mamma-Karzinoms, nach Versagen der Standardtherapie.

Art der Anwendung
Die Anwendung hat streng intravenös zu erfolgen, da es bei paravenöser und intraarterieller Applikation zu lokalen Gewebsreizungen und Gefäßwandschäden kommen kann.

Beim Umgang mit TAXOL sollten, wie bei allen zytotoxisch wirksamen Medikamenten entsprechende Vorsichtsmaßnahmen beachtet werden. Die Verwendung von Schutzhandschuhen wird empfohlen, Vorsichtsmaßnahmen sollten getroffen werden, um einen Kontakt mit Haut und Schleimhaut zu verhindern. Falls TAXOL-Lösung mit der Haut in Kontakt kommt, muß die Haut sofort und sorgfältig mit Seife und Wasser gesäubert werden, bei Schleimhautkontakt muß eine sorgfältige Spülung mit Wasser erfolgen.

Herstellung der Infusionslösung:
TAXOL-Konzentrat zur Infusionsbereitung muß für die Anwendung verdünnt werden.
Die Ampulle ist nur zur einmaligen Entnahme vorgesehen.

TAXOL-Konzentrat sollte bis zu einer Endkonzentration von 0,3 bis 1,2 mg Paclitaxel/ml mit einem der nachfolgend aufgeführten Lösungsmittel verdünnt werden:

0,9%ige NaCl-Lösung für Infusionszwecke
5 %ige Glukoselösung für Infusionszwecke
0,9%ige NaCl-Lösung für Infusionszwecke und 5 % ige Glukoselösung für Infusionszwecke
5 % Glukose in Ringerlösung für Infusionszwecke

Die so zubereitete Infusionslösung ist chemisch und physikalisch bis zu 27 Stunden (einschließlich Herstellung und Verabreichung) bei Zimmertemperatur (ca. 25° C) und Tageslicht haltbar. Bei allen Manipulationen ist auf die Gefahr einer mikrobiellen Kontamination zu achten.

Anwendungshinweise
Ungeöffnete Ampullen sind bei Lagerung in der Originalpackung zwischen 15° und 30°C bis zum angegebenen Ablaufdatum stabil. Bei Einfrieren kann es zu Ausfällungen kommen, die sich mit oder ... Sal Stube ... Seu ...

TAXOL oder einem anderen Bestandteil der Zubereitung, insbesondere gegenüber Cremophor EL (Poly(oxyethylen)-35-Rizinusöl).

TAXOL sollte nicht angewendet werden bei Patienten mit einer Neutrophilenzahl <1.500/mm³ vor Therapiebeginn.

Besondere Vorsicht ist geboten bei Patienten mit eingeschränkter Leberfunktion (siehe Besondere Warnhinweise etc.)

Schwangerschaft und Stillperiode:
TAXOL ist während der Schwangerschaft und Stillperiode kontraindiziert.

Nebenwirkungen
Die folgenden klinischen Sicherheitsdaten beziehen sich auf 812 Patienten in Phase I bis III Studien, die wegen Ovarial-, Mamma-, Bronchial-, Kopf- und Halstumoren, Melanom, Lymphom, etc. behandelt wurden. In dieser Auflistung sind alle Ereignisse, die während der Behandlung mit TAXOL, unabhängig vom Kausalzusammenhang aufgetreten sind, enthalten. Es wurden Dosierungen von 135 mg/m² bis 250 mg/m² über einen Zeitraum von 3 bis 24 Stunden verabreicht.

Häufigkeit und Schwere der Nebenwirkungen waren dosiskorreliert und abhängig vom Ausgangszustand des Patienten.

Keine der beobachteten Nebenwirkungen war eindeutig vom Alter abhängig.

Blutbildendes System:
Bei der 3-stündigen Infusion waren Häufigkeit und Dauer (siehe auch Dosierung) der Knochenmarksdepression im Vergleich zur 24-stündigen Infusion geringer. Die in dieser Rubrik (blutbildendes System) in Klammern gesetzten Prozentwerte entsprechen den Nebenwirkungsraten bei 3-stündiger Infusionsdauer.

Die häufigste signifikante Nebenwirkung von TAXOL war eine Knochenmarksdepression. Neutropenien mit Werten < 2000/mm³ traten bei 90% der Patienten auf, schwere Neutropenie (< 500 Zellen/mm³) trat bei 52% (27% bei 3-stündiger Infusion) der Patienten auf, wobei kein Zusammenhang mit dem Auftreten von Fieber bestand. Lediglich 7% (1%) der Patienten zeigten schwere Neutropenie über 7 Tage oder länger.
30% (18%) der Patienten entwickelten Infektionszeichen. Über schwere Sepsis mit schwerer Neutropenie in Zusammenhang mit TAXOL wurde berichtet, jedoch zeigten sich bei einer Dosierung von 175 mg/m² über 3 Stunden keine schweren Infektionen oder Sepsis.
Thrombozytopenie trat bei 20 % (6%) der Patienten auf. 7% (1%) hatten einen Nadir < 50.000 Zellen/mm³. Anämie wurde bei 78% (62%) der Patienten beobachtet, war jedoch lediglich in 16% (6%) der Fälle schwer (Hb < 8g/dl). Die Häufigkeit und Schwere war abhängig von den Hämoglobin-Ausgangswerten.

Überempfindlichkeitsreaktionen:
Bei 2 % der Patienten trat eine signifikante Überempfindlichkeitsreaktion auf (definiert als behandlungsbedürftige Hypotonie, Angioödem, Atemnot, die mit einem Bronchodilator behandelt werden mußte, oder generalisierte Urtikaria). 39% der Patienten (20% aller Behandlungszyklen) zeigten geringfügige Überempfindlichkeitsreaktionen. Diese waren vorwiegend Flush und Hautausschlag, die weder eine spezifische therapeutische Maßnahme noch das Absetzen der TAXOL-Behandlung erforderten.

Herz-Kreislauf:
Hypotonie bzw. Bradykardie wurden bei 21 bzw. 8 % aller Patienten beobachtet und verliefen in allen Fällen asymptomatisch.
Bei 1% der Patienten traten ernste kardiovaskuläre Zwischenfälle auf, und zwar ventrikuläre Tachykardie, AV-Block, Synkopen, Hypotonie, die in einem Fall zum Tod führten.

173

Nervensystem:
Periphere Neuropathie, vorwiegend manifest als Parästhesie, zeigten 60% der Patienten, allerdings war sie nur bei 3% schwer. Eine periphere Neuropathie kann während des ersten Behandlungskurses auftreten und kann sich mit der Häufigkeit der TAXOL-Anwendung verschlechtern. Diese Erscheinung war bei 3 Fällen die Ursache für das Absetzen von TAXOL. Empfindungsstörungen besserten sich bzw. verschwanden innerhalb weniger Monate nach Absetzen von TAXOL. Eine bereits vorhandene Neuropathie, als Folge früherer Behandlungen, stellt keine Kontraindikation für TAXOL dar, allerdings kann TAXOL bereits vorhandene Symptome im Sinne eines kumulativ toxischen Effekts verstärken.

Arthralgie oder Myalgie wurde bei 60% der Patienten beobachtet, bei 8% war sie schwer.

Leber:
Signifikante Erhöhungen (> 5 fache der Normalwerte) von AST (SGOT) (19% der Patienten), alkalischer Phosphatase (22%) und von Bilirubin (7%) wurden beobachtet.

Magen-Darm-Trakt:
Gastrointestinale Nebenwirkungen waren im allgemeinen nur wenig oder geringfügig ausgeprägt. Brechreiz/Erbrechen, Durchfall bzw. Mukositis wurden bei 52%, 38% bzw. 19% der Patienten berichtet. Andere gastrointestinale Nebenwirkungen waren Anorexie (25%), Obstipation (18%) und Darmverschluß (4%).

Andere bemerkenswerte Nebenwirkungen waren peripheres Ödem (10%) und Reaktionen an der Injektionsstelle (13%).

Alopezie wurde bei fast allen Patienten beobachtet.

Wechselwirkungen
Medikamente, die gleichzeitig mit TAXOL verabreicht werden (z.B. Corticosteroide, Antihistaminika und H₂-Antagonisten) scheinen keine nachteiligen Wechselwirkungen zu zeigen, allerdings liegen keine klinisch-pharmakologischen Daten dazu vor. In drei klinischen Studien wurde eine Reduktion der Clearance von TAXOL, verbunden mit der bekannten Hemmung von Cytochrom P450 in der Leber durch Cimetidin, beobachtet. Auf die Wirksamkeit von TAXOL scheint dieser Effekt keinen Einfluß zu haben.

Es liegen keine Untersuchungen über die möglichen Wechselwirkungen von TAXOL mit anderen gleichzeitig verabreichten Medikamenten vor.

Besondere Warnhinweise zur sicheren Anwendung
Die Patienten sind mit Corticosteroiden, Antihistaminika und H₂-Antagonisten vorzubehandeln. Schwere Überempfindlichkeitsreaktionen, charakterisiert durch Dyspnoe und behandlungsbedürftige Hypotonie, Angioödem und generalisierte Urtikaria sind bei Patienten unter TAXOL mit entsprechender Vorbehandlung selten aufgetreten. Zu diesen Reaktionen kam es möglicherweise durch eine Histaminfreisetzung durch die Substanz selbst oder durch den Hilfsstoff Cremophor EL. Im Falle von schweren Überempfindlichkeitsreaktionen muß die TAXOL-Infusion sofort abgebrochen und eine symptomatische Therapie eingeleitet werden. Eine Wiederaufnahme der Behandlung mit diesem Arzneimittel sollte bei diesen Patienten vermieden werden (siehe Nebenwirkungen).

Geringfügige Überempfindlichkeitsreaktionen, wie Flush, Hautreaktionen, Dyspnoe, Hypotonie oder Tachykardie erfordern keine Therapieunterbrechung.

Knochenmarksdepression (primär Neutropenie) ist dosislimitierend. Häufige Kontrollen des Blutbildes sollten während einer TAXOL-Behandlung stattfinden. Die Patienten sollten erst wieder behandelt werden, wenn sich die Neutrophilenzahl auf einen Wert über 1.500/mm³ und die Blutplättchen auf einen Wert über 100.000/mm³ erholt haben.

Selten wurde über schwere Herzüberleitungsstörungen berichtet. Wenn Patienten deutliche Überleitungsstörungen während der TAXOL-Behandlung entwickeln, sollte eine geeignete Behandlung eingeleitet werden und eine Kontrolle der Herzfunktion ständig auch während der späteren Behandlungskurse mit TAXOL durchgeführt werden. Eine ständige Herzüberwachung ist normalerweise nicht erforderlich, ausgenommen bei Patienten mit schweren Herzüberleitungsstörungen. Hypotonie und Bradykardie wurden während der TAXOL-Behandlung beobachtet, erforderten aber keine Behandlung. Eine häufige Überwachung der vitalen Parameter, insbesondere während der ersten Stunde der TAXOL-Infusion wird empfohlen.

Obwohl es häufig zu einer peripheren Neuropathie kommt, ist die Entwicklung schwerwiegender Symptome ungewöhnlich. Eine Dosisreduktion um 20% wird in solchen Fällen für die folgenden Behandlungskurse mit TAXOL empfohlen. Eine dosislimitierende kumulative Neurotoxizität kann vor allem nach Vorbehandlung mit anderen neurotoxischen Substanzen auftreten.

TAXOL wird bei schwerer eingeschränkter Leberfunktion nicht empfohlen. Es gibt keinen Hinweis, daß die Toxizität von TAXOL bei Patienten mit abnormen Leberfunktionswerten erhöht ist, jedoch liegen keine Daten von Patienten mit schwerer Cholestase bei Therapiebeginn vor.

Das unverdünnte Konzentrat und verdünnte TAXOL-Lösungen sollten nicht mit PVC-Behältnissen bzw. medizinischen Geräten aus PVC in Kontakt kommen (siehe Anwendungshinweise).

Dieses Arzneimittel enthält pro mittlerer Einzeldosis ca. 18 g Alkohol. Besondere Vorsicht ist geboten bei Alkoholkranken, Patienten mit Leberschäden, Epilepsie und Hirnschäden.

Achtung: Dieses Arzneimittel kann die Reaktionsfähigkeit und Verkehrstüchtigkeit beeinträchtigen.

Diphenhydramin kann die Wirkung von Alkohol verstärken.

Überdosierung:
Für eine Überdosierung mit TAXOL ist kein Antidot bekannt. Als erste mögliche Anzeichen einer Überdosierung ist Knochemarksdepression, periphere Neutopathie und Mukositis anzunehmen.

Packungsgrößen: 1 x 5 ml

Haltbarkeit: 18 Monate

Lagerungshinweise
Zwischen 15° und 30°C lagern. Vor Licht geschützt aufbewahren.
Einfrieren beeinträchtigt die Haltbarkeit nicht (siehe Anwendungshinweise).

Nach Vorschrift zubereitete Infusionslösungen sind bei Zimmertemperatur und Tageslicht bis 27 Stunden haltbar (siehe Anwendungshinweise).

Abgabe: NR, apothekenpflichtig.

Cisplatin „Ebewe" 10 mg-Konzentrat zur Infusionbereitung
(Z. Nr. 1–18347) A. P. NR.

AF: Lösung.

HV: Ebewe Arzneimittel, Unterach.

Z: 1 Stechampulle enthält 10 mg Cisplatin und 180 mg Natriumchlorid in wäßriger Lösung.

EW: Cisplatin (cis-Diamminodichloroplatin) ist eine Schwermetall-Komplexverbindung zur Tumorbehandlung. Die Wirkung scheint denjenigen der alkylierenden Substanzen ähnlich zu sein. Die Substanz bewirkt eine Hemmung der DNS-Synthese mit nur kurzfristiger RNS- und Proteinsynthesehemmung. Die speziell antineoplastische Wirksamkeit von Cisplatin ist im einzelnen noch nicht geklärt. Die starke und meist dosislimitierende-Nephrotoxizität wird durch Hydratation und forcierte Diurese mit Mannit herabgesetzt.
Nach intravenöser Kurzinfusion wird die Substanz biphasisch aus dem Plasma eliminiert; auf eine initiale Halbwertszeit von 25 bis 50 Minuten (Clearance ca. 50 ml/min), folgt eine langsamere von 58 bis 73 Stunden. Ein Großteil der Substanz wird rasch an Serumeiweiß gebunden. Die Gewebeverteilung ist unterschiedlich, die höchsten Konzentrationen wurden in Niere, Leber, Ovarien und Uterus bestimmt. Im Zentralnervensystem läßt sich nur ein sehr niedriger Gewebespiegel feststellen. Tumorgewebe weisen in der Regel keine selektiven Anreicherungen auf.
Die Substanz wird anfänglich rasch, danach aber überaus langsam, hauptsächlich über die Nieren ausgeschieden. Die Ausscheidungsrate ist unter anderem abhängig von der Infusionsdauer. Platin wird bis zu 4 Monaten nach der Therapie im Gewebe nachgewiesen.
Cisplatin ist hoch toxisch und wird als potentielles Kanzerogen angesehen. Da Substanz besitzt mutagene Eigenschaften, eine teratogene Wirkung ist wahrscheinlich, ein Einfluß auf die Fertilität kann nicht ausgeschlossen werden.

AG: Palliative Therapie bei klein- und nichtkleinzelligen Bronchialkarzinomen, Hodentumoren, Ovarialkarzinomen, Zervixkarzinomen, Endometriumkarzinomen, Prostatakarzinomen, Blasenkarzinomen, Melanomen, Sarkomen, Karzinomen des Kopf-Hals-Bereiches, Plattenepithelkarzinomen und malignen Lymphomen.

M: Cisplatin „Ebewe" ist eine wäßrige isotone Lösung und darf nur intravenös oder intraarteriell, üblicherweise im Bypass appliziert werden. Es liegen Arbeiten über die intraperitoneale Applikation vom Wirkstoff Cisplatin vor, Studien zu dieser speziellen Art der Anwendung wurden mit Cisplatin „Ebewe" bisher nicht vorgelegt.
Eine direkte Verabreichung der unverdünnten Lösung darf i. v. nicht vorgenommen werden.
2–12 Stunden vor und mindestens 6 Stunden nach der Verabreichung von Cisplatin „Ebewe" muß für eine ausreichende Hydratation gesorgt werden. Dazu empfiehlt sich die Infusion von physiologischer Kochsalzlösung oder 0,45prozenter Kochsalzlösung, die mit 5% Glucose versetzt ist, mit einer Infusionsgeschwindigkeit von ca. 200 ml/Std. Das Urinvolumen sollte während der Posthydratation 100–200 ml/Std. betragen und bei ungenügender Diurese durch Verabreichung von Mannit erzwungen werden.
Kurzinfusion:
Unmittelbar vor Applikation der Cisplatindosis wird eine 20prozentige Mannitollösung injiziert, wobei sich die Menge nach der Nierenfunktion und dem Therapieschema (z. B. 100 ml 10–20prozentige Mannitlösung pro 20 mg/m² Cisplatin) richtet. Cisplatin „Ebewe" wird anschließend mit 100 ml physiologischer Kochsalzlösung gemischt und etwa innerhalb von 15 min infundiert.
Intravenöse Infusion über mehrere Stunden:
Cisplatin „Ebewe" wird üblicherweise im Bypass mit 1-2 Liter physiologischer Kochsalzlösung infundiert, kann aber auch unmittelbar vor Therapiebeginn in der Infusionsflasche mit Kochsalz- und Mannitlösung gemischt werden. Die Infusionslösungen sind über mindestens 24 Stunden bei Tageslichteinfluß und mindestens 24 Stunden bei künstlichem Lichteinfluß stabil. Im Anschluß daran sollte der Patient noch über weitere 24 Stunden reichlich Flüssigkeit zu sich nehmen, um eine ausreichende Urinproduktion sicherzustellen.

DO: Die Dosierung richtet sich nach dem therapeutischen Effekt und der individuellen Ansprechbarkeit. Für Erwachsene und Kinder gelten im allgemeinen folgende Dosierungsrichtlinien:

Cisp – Cisp

Dosierungsmöglichkeiten je Therapiezyklus	Cisplatin/m² Körperoberfläche
einmalig (alle 4 Wochen)	50–120 mg
oder an den Tagen 1 und 8	50 mg
oder an 5 aufeinander-folgenden Tagen	15– 20 mg

Die genannten Therapiekurse werden im Abstand von drei bis vier Wochen, entsprechend dem klinischen Verlauf, wiederholt.
Cisplatin „Ebewe" wird meist in Kombination eingesetzt, kann aber auch als Monotherapeutikum verwendet werden.
Die Dosis ist in der Kombinationstherapie entsprechend dem jeweilig angewandten Schema zu variieren.

GK: Überempfindlichkeit gegen Cisplatin und andere Platinverbindungen, Schwangerschaft, Stillperiode, bestehende ausgeprägte Knochenmarksdepression, schwere Nierenschäden, Exsikkose, Varizellen (auch kürzliche Exposition), Herpes zoster, Gicht, Uratsteine, frische Infektionen, periphere Cisplatin-bedingte Neuropathie.
Besondere Vorsicht ist geboten bei bestehender leichter Einschränkung der Nierenfunktion, leichter Beeinträchtigung des blutbildenden Systems und des Gehörs, vorangegangener Chemotherapie oder Strahlentherapie, nicht Cisplatin-bedingter peripherer Neuropathie.
In diesen Fällen sollte eine Abwägung des therapeutischen Effektes zum bestehenden Risiko erfolgen.

NW: Diese sind dosisabhängig.
Niere und ableitende Harnwege:
Nach einmaliger Verabreichung von mittelhohen Dosen häufig geringe, reversible Nierenfunktionsstörungen, evtl. Mikrohämaturie. Bei Verabreichung hoher Dosen oder wiederholten Gaben in kurzen Zeitabständen u. U. irreversible Nierenfunktionsstörungen bis zu Anurie und Urämie durch Tubulusnekrosen.
Haematopoetisches System:
Häufig dosisabhängig leichte und im allgemeinen reversible Leukozytopenie, Thrombozytopenie, Anämie. Schwere Beeinträchtigungen der Knochenmarksfunktion nach hohen Cisplatin-Dosen möglich (Agranulozytose, Osteomyelofibrose). Der stärkste Abfall der Leukozyten tritt ca. 14 Tage und der Thrombozyten ca. 21 Tage nach Verabreichung auf. (Die Erholungszeit beträgt ca. 39 Tage.)
Gastrointestinaltrakt:
Häufig Anorexie, Geschmacksverlust, Übelkeit und Erbrechen, Bauchschmerzen und Enteritis, 1–4 Stunden nach Verabreichung. Sie klingen häufig nach 24 Stunden wieder ab.
Gehörorgan:
Häufig Hörstörungen mit Ohrensausen und Hörverlust insbesondere hoher Frequenzen, vereinzelt Taubheit. Die Störungen können reversibel sein, sie können aber einseitig auftreten.
Nervensystem: Periphere Neuropathien mit Verlust des Tastsinnes (Kribbeln) wurden beobachtet. In Einzelfällen traten zerebrale Störungen (Verwirrtheitszustände, verwaschene Sprache, Krämpfe, Lähmungen, Ausfall lebenswichtiger Gehirnfunktionen) auf. Diese unter Umständen irreversiblen neurotoxischen Erscheinungen können schon nach der ersten Gabe oder auch nach Langzeitbehandlung auftreten.
In einzelnen Fällen wurden Papillenödeme mit Sehstörungen beobachtet, die nach Absetzen reversibel waren. Bisher wurde ein Fall einer vorwiegend retrobulbären Neuritis mit Visusverlust nach einer Polychemotherapie und anschließender Cisplatin-Behandlung beschrieben.
Hyperurikämie: Ebenfalls häufig sind Gelenksschmerzen und Schwellungen an den unteren Extremitäten. Plasmaelektrolyte: Hypomagnesämie und Hypocalcämie mit Muskelkrämpfen und/oder EKG-Veränderungen in seltenen Fällen.
Anaphylaktische Reaktionen (erhöhte Herzfrequenz, Blutdruckabfall, Atemnot und Gesichtsödem, allergisches Fieber).
Leber:
Leberfunktionsstörungen mit Erhöhung der Serumtransaminasen sind selten und reversibel. Leberfibrose.
Eine selten beobachtete Albuminverminderung könnte mit der Cisplatin-Therapie in Zusammenhang stehen.

C
2

Herz:
Selten Herzrhythmusstörungen, EKG-Veränderungen und vereinzelt Bradykardie oder Tachykardie, Herzversagen (Herzstillstand).
Immunsystem:
Immunsuppressive Reaktionen wurden beobachtet.
Zahnfleischveränderungen:
Eine metallische Ablagerung im Zahnfleisch wurde beobachtet.
Lokale Schwellungen, selten Schmerzen, Erytheme sowie Hautulcera und lokale Phlebitiden können nach intraarterieller bzw. intravenöser Applikation an der betroffenen Extremität auftreten.
Haarausfall, Störungen der Spermatogenese und Ovulation, schmerzhafte Gynäkomastie.
Die Entstehung einer sekundären, nicht lymphatischen Leukämie wurde mit Cisplatin in Zusammenhang gebracht.
Bezüglich therapeutischer Maßnahmen bei den erwähnten Nebenwirkungen siehe Warnhinweise.

WW: Diagnostische Wechselwirkungen: BUN, Kreatinin und Harnsäure steigen an; Kreatininclearance, Ca, Mg, PO4, K sinken ab. Vereinzelt wurden erhöhte Eisenspiegel registriert.
Bei der Kombination mit anderen myelosuppressiv wirkenden Substanzen oder nach Strahlentherapie kann die toxische Wirkung auf das Knochenmark verstärkt werden.
Da während der Therapie nephro- und/oder ototoxisch wirkende Mittel (wie z. B. Cephalosporine und Aminoglykoside) die Toxizität von Cisplatin steigern, ist ihre Verabreichung zu vermeiden.

Tave – Taxo

GA: Siehe Tavegyl-Ampullen.
Paragruppen-Allergie (wegen Konservierungsmittel im Sirup).
SST bis WW: Siehe Tavegyl-Ampullen.

WH: Tavegyl wird im allgemeinen sehr gut vertragen. Es kann besonders bei parenteraler Verabreichung eine sedative Wirkung ausüben. Beim Lenken von Fahrzeugen oder beim Bedienen von Maschinen ist deshalb Vorsicht geboten.
Wie bei allen anderen Antihistaminika ist Vorsicht bei der Anwendung von Tavegyl bei Patienten mit Engwinkelglaukom, stenosierendem Ulcus pepticum, pyloroduodenalem Verschluß, Hypotension, frischem Herzinfarkt, Tachykardie, Asthma bronchiale, Hyperthyreose, Blasenhalsobstruktion oder Prostatahypertonie mit Restharnbildung geboten.
Da Antihistaminika antiemetisch wirken können, ist ihre Einnahme bei der Kontrolle von ototoxischen Nebenwirkungen anderer Medikamente (z. B. Aminoglykoside, Paromomycin, Vancomycin, Cisplatin, Salicylate) sowie bei der Appendizitis zu berücksichtigen.
Tavegyl muß 3 Tage vor Hauttests auf Allergene abgesetzt werden.
Überdosierung
Die Wirkung einer Antihistamin-Überdosierung auf das ZNS kann zwischen Depression und Erregung variieren. Erregungssymptome kommen vor allem bei Kindern vor. Anticholinerge Symptome wie Mundtrockenheit, starre erweiterte Pupillen, Hitzegefühl oder Magen-Darm-Störungen können ebenfalls auftreten.
Die Therapie bei Überdosierung erfolgt symptomatisch.
Elimination des Medikamentes durch Magenspülung und Verabreichung von Aktivkohle.
Bei Blutdruckabfall können Vasopressoren, beim Auftreten von Krämpfen Thiopental oder Diazepam i. v. gegeben werden. Der Patient soll ruhig gehalten werden. Keine Stimulantien verwenden! Bei schweren atropinähnlichen Vergiftungssymptomen kann die Gabe von Physostigmin notwendig sein.

PG: 100 ml und 200 ml.
HK: 60 Monate.
LH: Nicht über 25° C lagern. Lichtschutz erforderlich, Arzneimittel daher in der Außenverpackung aufbewahren.
AB: Rp., apothekenpflichtig.
ED: 15. Mai 1990.

Medizinische Fachausdrücke

Adenokarzinom: in Drüsensträngen wachsender Krebs

Alkaloide: basisch reagierende, vorwiegend giftige Stickstoffverbindungen der Pflanzen

Analgetika: schmerzstillende Mittel

Angiogenese: Gefäßneubildungen. Tumore können nur dann unkontrolliert wachsen, wenn neu gebildete Blutgefäße sie mit Nährstoffen und Wachstumsfaktoren versorgen. Arzneistoffe, die die Gefäßneubildung hemmen, sind Ziel der Krebsforschung.

Coloncarcinom (Kolonkarzinom): Darmkrebs

Fluoreszenz: Aufleuchten bei Bestrahlung mit UV-Licht

Hemicolectomie: teilweise Entfernung eines Darmteiles

Immunstimulans: Stoffe, die das Abwehrsystem anregen

invasiv: wuchernd

intramuskulär: in den Muskel (injizieren)

intravenös: in die Vene (injizieren)

in vitro: im Labor (Reagenzglas)

Karzinom: Krebs

Leukämie: Blutkrebs

lymphatisch: zu Lymphgefäßen oder Lymphknoten gehörend

maligne: bösartig

Mamma-Karzinom: Brustkrebs

Melanom, malignes: bösartige, von pigmentbildenden Zellen ausgehende Geschwulst mit raschem Wachstum

Metastase: Tochtergeschwulst, von einem Primärtumor ausgehend

Multiple Metastasen: vielfältige Mestastasen

nekrotisch: abgestorben

Onkologie: Lehre vom Krebs, Krebsabteilung

Osteoporose: Knochenschwund
Phase I bei Krebs: Tumor lokal begrenzt, operabel
Phase II: Tumor lokalisiert, aber tiefer im Gewebe
Phase III: Lymphknoten befallen
Phase IV: Metastasen im Körper
Placebo: Scheinmedikament
proliferieren: wuchern, sich ausbreiten
Remission: (vorübergehender) Rückgang der Krankheit
Rezidiv: Rückfall
Sarkom: bösartige Bindegewebsgeschwulst mit Neigung zu Metastasen
Scoop: Journalistischer Treffer, Sensation
Spinalkanal: Rückenmarkkanal
Stadium: Phase
Stadium Dukes C1: (Kolonkarzinom) im fortgeschrittenen Stadium (A, B, C1, C2)
toxisch: giftig; atoxisch: ungiftig
Tumor: (Krebs-)Geschwulst
UV-Strahlen: ultraviolettes Licht
Zytostatika: Substanzen, die die Entwicklung und Vermehrung schnell wachsender Zellen hemmen

Eine endlose Geschichte

28. Juni 1976: Antrag beim Bundesministerium für Gesundheit und Umweltschutz auf Überprüfung des von Dr. Nowicky entwickelten Produkts Ukrain.

27. Juli 1981: Antrag beim Bundesministerium für Gesundheit und Umweltschutz, Ukrain in das amtliche Arzneibuch aufzunehmen.

14. August 1981: Mitteilung des Bundesministeriums, daß unter der gegebenen Gesetzeslage Dr. Nowicky nicht die Bedingungen erfüllt, um die Registrierung zu bewilligen, da er nicht über eine Herstellungslizenz verfügt.

Zwischen 1984 und 1986 erhielt Dr. Nowicky auf Grund seiner Anfragen wiederholt Bedingungen zur Erreichung der Registrierung vorgelegt.

30. August 1986: Zusatz zum Antrag auf Registrierung von Ukrain.

29. August 1988: Nachreichung einer Kopie der Herstellungslizenz, welche am 15. Mai 1988 ausgestellt wurde.

31. August 1988: Das Bundeskanzleramt bestellt Expertenmeinungen vom FICP (Bundesstaatliche Anstalt für chemische und pharmazeutischen Untersuchungen) und vom FICB (Bundesstaatliche Anstalt für chemische und balneologische Untersuchungen).

23. Dezember 1988: FICB erklärt, daß die eingereichten Unterlagen, insbesondere die klinischen Tests, schwere Mängel aufweisen.

26. Jänner 1989: Dr. Nowicky wurde über diese Expertenmeinung informiert unter gleichzeitiger Aufforderung, die nötigen Verbesserungen seines Antrags innerhalb von 12 Monaten durchzuführen.

3. Oktober 1989: Weitere Dokumente seitens FICP werden verlangt.

Zwischen 11. Jänner und 26. April 1990: Übergabe weiterer Dokumente.

Am 29. Mai, 21. Juni und 4. Juli 1990 legt FICP weitere Expertenberichte vor. Die eingereichten Unterlagen sind ungenügend, daher wird Ukrain nicht registriert.

Zwischen 1990 und 1995 werden weitere Dokumente erbracht, die jedoch stets von FICB und FICP als ungenügend klassifiziert werden.

8. März 1995: Dr. Nowicky reicht Säumnisbeschwerde beim Verwaltungsgerichtshof ein.

2. Juni 1995: Das Bundesministerium für Gesundheit und Konsumentenschutz lehnt die Registrierung ab, da alle eingereichten Unterlagen als ungenügend angesehen werden.

26. Februar 1996: Der Verwaltungsgerichtshof erklärt die Entscheidung des Ministeriums für nicht gültig, da das Ministerium nicht genügend Gründe für die Entscheidung angeführt hat.

17. Dezember 1998: Wiederholung des Ansuchens von Dr. Nowicky, Ukrain ausschließlich in jenen Fällen zuzulassen, wenn die konventionellen Behandlungsmethoden ohne Erfolg waren.

5. März 2001: Dr. Nowickys nochmaliges Ansuchen.

27. September 2001: Einrichtung einer neuerlichen Säumnisbeschwerde.

18. Februar 2002: Der Verwaltungsgerichtshof weist die Säumnisbeschwerde ab, da laut Arzneimittelgesetz die Behörde 2 Jahre für die Entscheidung Zeit hat und Dr. Nowicky seine zusätzlichen Ansuchen am 5. März 2001 gestellt hat.

25. April 2002: Das Bundesministerium für soziale Sicherheit und Generationen verweigert Registrierung nach Einholung weiterer Expertengutachten.

7. Juni 2002: Einreichung einer Beschwerde seitens Dr. Nowicky beim Verwaltungsgerichtshof.

6. September 2002: Gegenschrift

12. September 2002: Stellungnahme zur Gegenschrift

Zusammenfassung
der Krankengeschichte
von Stefan Dan

22. September 1992 geboren. Vermutete Diagnose bei der Geburt – Lymphhämangiom der linken Thoraxwand und Abdomen.

11. November 1992: Universitäts-Kinderklinik Wien: Teilresektion des Lymphhämangioms. Histologische Diagnose am 12. November 1992, Klinisches Institut für Pathologie: „Lymphangiomatose, nicht im Gesunden reseziert". Tumor „progredient wachsend".

8. April 1994: Arztbericht, Universitätsklinik für Kinderheilkunde, Wien: „Untersuchungsergebnisse nach viermonatiger Interferon-Therapie … Weitere Therapie und Prozedere: Da aufgrund der Kontrolluntersuchungen weder ein Stillstand noch eine Verkleinerung des Lymphangioms durch die Interferon-Therapie nachgewiesen werden konnte, wird diese Therapie beendet. Eine weitere Therapie ist nach dem derzeitigen Stand des Wissens nicht bekannt, so daß wir für Stefan nur eine symptomatische Therapie anbieten können."

21. März 1995: Arztbericht, Universitätsklinik für Kinderheilkunde, Wien: „Die weitere Tumorprogression kann nach Rücksprache mit unserer Onkologin weder chemotherapeutisch noch strahlentherapeutisch angegangen werden. Auch ein chirurgisches Vorgehen ist nicht mehr möglich, so daß die weitere Therapie lediglich palliativ sein kann." Patient wird in häusliche Pflege entlassen.

April 1995: Beginn der Therapie mit Ukrain, zuerst 10 mg intravenös jeden zweiten Tag, dann 5 mg i. v. zweimal wöchentlich. Ein Zyklus dauerte 2 Monate, Pause zwischen Therapiezyklen im 1. Jahr – 10 Tage, 2 Wochen, 3 Wochen, 1 Monat, im 2 Jahr – 4 Therapiezyklen mit 1monatigen Pausen dazwischen. Während dieser Therapie hat das Kind begonnen zu sprechen und zu laufen.

Im Juni 1997 wurde die Therapie mit Ukrain unterbrochen. Danach hat sich der Zustand ständig verschlechtert, Tumor wuchs kontinuierlich.

24. März 2000: Infolge des ständigen Tumorwachstums ist die Kompression des Rückenmarks aufgetreten. Aus dem Operationsbericht:

„Indikation (Operationsanzeige): generalisierte Lymphangiomatose (intraabdominal/thorakolumbal), ausgeprägte Lipomatosis dorsi, hochgradige Thoraxdeformität, St. p. Explantation eines skrotalen Lymphangioms; hochgradige Kachexie … Der gesamte Rückenbereich ist durch das enorme Geschwulstgewebe kugelig vorgewölbt … Das Geschwulstgewebe infiltriert besonders an der linken Thoraxcircumferenz unmittelbar die Haut, es zieht dort in die Tiefe und hält das Schulterblatt ab. Zusätzlich findet sich eine große polizystische Raumforderung in der Tiefe der Rückenmuslulatur, die sich auch bis in den thorakolumbalen Bereich erstreckt. […] Das Geschwulstgewebe setzt sich hier an jenem Bereich auch durch die Thoraxwand fort. Von einer Radikalität kann sicherlich nicht gesprochen werden.“

5. April 2000: Röntgenuntersuchung: „Bei der heutigen Aufnahme … ist eine zunehmende Minderbelüftung der rechten Lunge festzustellen.“

6. April 2000: Punktion des Aszites unter Ultraschallkontrolle. „Es lassen sich 1600 ml gelblich grünliches Exsudat abpunktieren."

20. **April 2000:** Tracheostomie (Luftröhrenschnitt mit Einsetzen einer Kanüle für mögliches Anschließen an ein Beatmungsgerät).

24. **Mai 2000:** Ultraschalluntersuchung: „Die Leber ist deutlich vergrößert ... Deutliche Splenomegalie (Milzvergrößerung)."

3. **Juni 2000:** Patient ist an ein Beatmungsgerät angeschlossen worden.

19. **Juni 2000:** Ultraschalluntersuchung: Weitere Lebervergrößerung bis 14 cm. Mehrere Lymphangiome.

23. **August 2000:** „Exzision des nekrotischen Gewebes" (Abtragung des abgestorbenen Gewebes über der rechten Hüfte).

28. **August 2000:** „Epikrise (abschließende Beurteilung) des stationären Aufenthaltes. Exsikkose (Austrocknung). St. febrilis (Fieber). Dekubitalulcera (Druckgeschwüre) über rechter Hüfte und am rechten Schulterblatt. Blutungsanämie (1 Ery-Konzentrat – Blutkonserve – gegeben). Kachexie (völliger Kräfteverfall). Hyponatriämie (gesunkener Natriumspiegel im Blut). Intercostales (zwischen den Rippen) und thorakales (vom Brustkorb ausgehendes) Lymphangiom bei generalisierter Lymphangiomatose. Paraparese ab Th5 (Querschnittlähmung). Aszites (freie Flüssigkeit im Bauch). Heimrespiratortherapie (Beatmungsgerät). Tracheostoma (Kanüle in der Luftröhre). Entlassungsstatus: Gewicht 19,3 kg, Bauchumfang 61 cm."

September 2000: ein Wiederbeginn der Therapie mit Ukrain (dauert bis heute). Während der Therapie haben die Schmerzen nachgelassen, alle Schmerzmittel wurden abgesetzt. Die Atmung hat sich verbessert, kein Beatmungsgerät ist jetzt notwendig. Schwere Druckgeschwüre haben abgeheilt und beträchtliche Hautdefekte haben sich ohne plastisch-chirurgische Eingriffe voll zugedeckt. Tumore im Bauch wie auch an anderen Körperstellen bilden sich im Verlauf der Therapie mit Ukrain zurück.

PERSONENREGISTER

Andropow, Juri   24 f.
Bancher, Prof. Dr. Walter   31, 43
Barfuss, Prof. DDr. Walter   92
Beuth, Prof. Dr. J.   117
Brüller, Dr. Werner   46
Busek, Dr. Erhard   76
Daikos, George   45, 53
Dekan, Dr. Walter   85
Denk, Prof. Dr. Helmut   35
Duma, Dr. Stefan   136
Ebermann, Prof. Dr. Robert   54
Eichler, Prof. Dr. Hans Jörg   109 f.
Eichler, Prof. Dr. Ingeborg   46 f.
Eick, Mag. Harald von   70 ff., 110, 114 f., 161
Fischer, Dr. Heinz   47
Fischill, Mag. Reinhard   75 f.
Forcher, Helmut   38
Fruhmann   93
Graf, Dr. Karl   89, 91
Graff, Dr. Michael   86 f., 89, 107, 124
Grigkar, Dr. Karl   92
Gutmann, Prof. Dr. Viktor   43, 51, 54 f., 64
Hiesmayr, Walter   29, 32, 35
Hitzenberger, Prof. Dr. Gerhart   102 f.
Jentzsch, Prof.   30
Jentzsch, Min.-Rat Dr. Johann   71, 75 f., 109, 114
Judmaier, Prof. Dr. Fritz   37
Kärcher, Prof. Dr. Karlheinz   30, 35
Karer, Prof. Dr. Karl   32

Knapp, Dr. Walter   133
Kreisky, Dr. Bruno   28 f.
Krieger, Dr. Peter   40
Kroiss, Dr. Thomas   50, 108 f.
Kroyer, Dr. Doz. Thomas   54
Kubelka, Prof. Dr. Wolfgang   31
Kubista, Prof. Dr. Ernst   117 f.
Kuffner, Prof. Dr. Friedrich   31, 38, 52, 64
Leodolter, Dr. Ingrid   32
Liebeswar, Sekt.-Chef Doz. Dr. Gunter   71
Liepins, Prof. Dr. Andrejs   51 f., 57, 75, 78 f., 113
Locatin, Dr. Peter   17, 129, 140, 152
Locius, Dr. Christa   91
Lohninger, Dr. Alfred   94
Ludwig, Prof. Dr. Heinz   108 f., 161
Mahn, Dr. Leopold   89
Michtner, Min.-Rat Dr. Wolfgang   71, 87, 117, 123
Musianowycz, Prof. Jaroslaw   33
Nemeth, Dipl.-Ing. Tibor   112
Nowicki, Dr. Grazyna   88 f., 91, 93
Obermayer, Dr. Peter   112
Oparski, Walter   31
Palma, Mag. Renate   89
Pittner, HR Doz. Dr. Heribert   46, 64 ff., 124 ff.
Plasswilm, Dr. Ludwig   110
Pokorny, Dr. Donatus   107 ff.
Potopalsky, Anatoli   26
Riessberger, Dr.   93
Rozsenich, Sekt.-Chef Dr. Norbert   8, 31, 50, 56, 64, 78
Salzer, Doz. Dr.   70
Sauermann, Prof. Georg   29 f.
Schmid, Dr. Alexander   85
Schöpf, Gerlind   102
Spängler, Prof. Dr. Hans Peter   37, 69 f.

Stachelberger, Prof. Dr. Herbert   55
Talirz, Dr. Heinz   17
Tritton, Dr. Thomas   75
Wagner, Johann   112
Wodnianski, Prof. Dr. Peter   47, 50, 83
Wrba, Prof. Heinrich   29 f., 32
Zielinski, Prof. Dr. Christoph   104 ff.